Zielone inspiracje

Kreatywność w sałatkach

Agata Zielona

Streszczenie

Pomidory z miętą i bazylią 9

Żurawina z zieleniną 11

Sałatka z komosy ryżowej z żurawiną i glazurowanymi orzechami włoskimi 13

Makaron Sałatka Z łososiem 15

Sałatka Pieczarkowa Ze Szpinakiem I Romainem 17

Sałatka Waldorf Z Kurczakiem 19

Pikantna sałatka z rukoli i ziemniaków 21

Salsa Z Kurczaka Sałatka Z Awokado 23

Kremowa sałatka z koperkiem i ziemniakami 25

Sałatka Z Serem Kurczaka Z Liśćmi Rukoli 27

Sałatka Ziemniaczana Ostra Papryka 29

Sałatka z kurczakiem i kuskusem 30

Sałatka Z Czerwonych Ziemniaków Z Maślanką 32

Sałatka Z Kurczaka Z Melonem Spadziowym 34

Sałatka ziemniaczana z jajkiem i musztardą Dijon 36

Sałatka Z Miodem Pekan Z Kurczaka 38

Sałatka Z Winogronem Z Kurczaka 40

Ziołowa Sałatka Krem Ziemniaczana 42

Pikantna sałatka z kurczakiem i rodzynkami 44

Sałatka Ziemniaczana Z Mennicą 46

Sałatka z kurczakiem curry z mieszanką zieleni 48

Orzechowa Sałatka Z Kurczaka 50

Sałatka Z Kurczaka Musztardowego 52

Pikantna sałatka ziemniaczana z imbirem	54
Sałatka z selera i ziemniaków	56
Kurczak Limonkowy Z Sałatką Ziemniaczaną	58
Sałatka Ziemniaczana Z Kozim Serem	60
Pico de Gallo – autentyczna meksykańska salsa	62
Sos sałatkowy z oliwy z oliwek i cytryny	64
Sałatka z fasoli, kukurydzy i awokado	65
Południowo-zachodnia sałatka z makaronem	66
Sałatka Z Pieczonych Buraków	67
O rany, sałatka!	69
Chrupiąca Sałatka Z Jarmużem Ramen	70
Sałatka Z Makaronu Szpinaku I Pomidorów	72
Sałatka Waldorf	74
Sałatka Istuaeli	75
Sałatka Z Makaronem	76
Meksykańska sałatka z czarnej fasoli	78
Salsa z czarnej fasoli i kukurydzy	80
Sałatka Taco z Indyka	81
Tęczowa sałatka owocowa	82
Sałatka Owocowa Słońca	84
Sałatka z cytrusów i czarnej fasoli	85
Pikantna sałatka z ogórka i cebuli	86
Sałatka ogrodowa z jagodami i buraczkami	88
Sałatka z kalafiora lub ziemniaka	90
Sałatka z ogórka i koperku	91
Imitacja sałatki ziemniaczanej	92
Sałatka Z Ogórków Ziemniaczanych Cioci Bonnie	94

Sałatka Szpinakowa Z Jagodami 96

Sałatka Tubula 97

Sałatka BLT Z Bazyliowym Sosem Majonezowym 99

Sałatka Caesar z grilla z nożem i widelcem 101

Truskawkowa Sałatka Rzymska 103

Sałatka grecka 105

Sałatka z truskawek i fety 107

Sałatka Mięsna 109

Sałatka z migdałów i mandarynek 111

Tropikalna sałatka z winegretem ananasowym 113

Sałatka ze szpinaku i jeżyn 115

Sałatka Jarzynowa Z Serem Szwajcarskim 117

Smaczna Marchewkowa Sałatka 119

Sałatka Z Marynowanych Warzyw 121

Sałatka z pieczonej, kolorowej kukurydzy 123

Kremowy Ogórek 125

Sałatka z marynowanych grzybów i pomidorów 127

Sałatka z Fasoli 129

Sałatka z buraków z czosnkiem 131

Marynowana Kukurydza 132

Sałatka z grochu 134

Sałatka z rzepy 136

Sałatka Jabłko Awokado 138

Sałatka Z Kukurydzy, Fasoli I Cebuli 140

Włoska sałatka wegetariańska 142

Sałatka Makaronowa z Owocami Morza 144

Sałatka z grillowanych warzyw 146

Pyszna letnia sałatka z kukurydzy 148

Chrupiąca Sałatka Grochowa Z Karmelem 150

Magiczna sałatka z czarnej fasoli 152

Bardzo dobra sałatka grecka 154

Niesamowita tajska sałatka z ogórków 156

Wysokobiałkowa sałatka z pomidorami i bazylią 158

Szybka sałatka z awokado i ogórkiem 160

Sałatka z kaszy jęczmiennej z pomidorami i fetą 162

Angielska sałatka z ogórka i pomidorów 164

Sałatka Bakłażanowa Babci 166

Sałatka z marchwi, bekonu i brokułów 168

Sałatka z ogórków i pomidorów ze śmietaną 170

Sałatka Pomidorowa Tortellini 172

Brokuły i Boczek W Sosie Majonezowym 175

Sałatka Z Kurczaka Z Kremem Ogórkowym 177

Warzywa z sosem chrzanowym 179

Sałatka ze słodkiego groszku i makaronu 181

Sałatka z kolorową papryką 183

Sałatka z kurczakiem, suszonymi pomidorami i orzeszkami pinii z serem
.... 185

Sałatka z mozzarellą i pomidorami 187

Pikantna sałatka z cukinii 189

Sałatka z pomidorów i szparagów 191

Sałatka z ogórka z miętą, cebulą i pomidorem 193

Adas Salatas 195

Ajvar 197

Sałatka Bakdoonsiyyeh 199

Sałatka Rellena 200

Sałatka curtido 202

Sałatka Gado Gado 204

Hobak Namulu 206

Sałatka Horiatiki 208

Sałatka z kurczakiem waldorfskim 210

Sałatka Z Soczewicy Z Oliwkami I Fetą 212

Tajska Grillowana Wołowina Sałatka 214

Sałatka Amerykańska 216

Pomidory z miętą i bazylią

składniki

4 pomidory

2 łyżki stołowe. Oliwa z oliwek

2 łyżki stołowe. Ocet z białego wina

Sól dla smaku

pieprz do smaku

liście mięty

2 szalotki, pokrojone

metoda

Najpierw pokrój świeże pomidory koktajlowe na kawałki. Następnie przełóż je do salaterki. Dodaj trochę soli, trochę pieprzu do smaku i pokrojoną szalotkę. Trzymaj je przez 6 minut. Teraz skrop białym octem winnym i oliwą z oliwek z pierwszego tłoczenia. Teraz uzupełnij to świeżą miętą. A ta prosta i smaczna sałatka jest gotowa jako dodatek do każdego posiłku. Możesz podać z bułką tartą. Podawać udekorowane listkami mięty.

Cieszyć się!

Żurawina z zieleniną

składniki

6 i oczyszczone szparagi

1 pęczek młodego szpinaku

½ szklanki suszonej żurawiny

Odrobina oliwy z oliwek

2 łyżki stołowe. Ocet balsamiczny do smaku

2 szklanki sosu sałatkowego

Szczypta soli

Zmielony czarny pieprz

metoda

Najpierw oczyść świeże szparagi i ugotuj je do miękkości. Umyj nowy szpinak. Teraz w małej misce dodaj trochę oleju, trochę sosu sałatkowego i octu balsamicznego, posyp solą i mielonym czarnym pieprzem do smaku.

Wymieszaj je bardzo dobrze. Teraz dodaj szparagi i tę mieszankę do salaterki i wymieszaj. Następnie dodać słodką suszoną żurawinę.

Cieszyć się!

Sałatka z komosy ryżowej z żurawiną i glazurowanymi orzechami włoskimi

składniki

2 szklanki ugotowanej komosy ryżowej

½ szklanki suszonej żurawiny

5-6 glazurowanych orzechów

4 łyżki. Oliwa z oliwek

4 dobrze pokrojone w kostkę pomidory

2 łyżki stołowe. pietruszka

2 łyżki stołowe. liście mięty

Trochę soli

Szczypta czarnego pieprzu do smaku

metoda

Umieść ugotowaną quinoa w głębokiej misce. Teraz włóż do miski suszoną żurawinę i glazurowane orzechy włoskie. Teraz dodaj pokrojone w kostkę świeże pomidory, trochę świeżej pietruszki i liści mięty oraz odrobinę oleju. Wszystko dobrze wymieszaj. Teraz dopraw solą i czarnym pieprzem. To smaczne danie jest gotowe.

Cieszyć się!

Makaron Sałatka Z łososiem

składniki

2 kawałki gotowanego łososia, pokrojonego w kostkę

1 szklanka ugotowanego makaronu

2 łodygi selera

½ szklanki majonezu

2 pokrojone w kostkę pomidory

2-3 świeżo posiekane zielone cebule

1 szklanka kwaśnej śmietany

1 czerwone jabłko pokrojone w kostkę

sok z limonki z 1/2 cytryny

metoda

Najpierw weź głęboką miskę i wymieszaj pokrojonego w kostkę gotowanego łososia, ugotowany makaron z odrobiną selera i pokrojonymi świeżymi pomidorami, pokrojonymi w kostkę jabłkami i zieloną cebulą. Dobrze je wymieszaj. Teraz dodaj domowy majonez, świeżą śmietanę i skrop świeżym sokiem z limonki wyciśniętym z połowy cytryny. Teraz wszystko bardzo dokładnie wymieszaj. To jest gotowe.

Cieszyć się!

Sałatka Pieczarkowa Ze Szpinakiem I Romainem

składniki

1 pęczek szpinaku

1 rzym

4-5 grzybów

2 obrane pomidory

2 łyżki stołowe. Masło, opcjonalnie

sól

Czarny lub biały pieprz

metoda

Weź świeży szpinak i sałatę rzymską. Zrumienić na maśle, opcjonalnie. To zajmie tylko 7-8 minut. W międzyczasie posiekaj grzyby i przełóż je do miski. Następnie dodać pomidory do pieczarek. Włóż to do kuchenki mikrofalowej na około 2 do 3 minut. Teraz wymieszaj je z podsmażonym szpinakiem i sałatą rzymską. Dobrze je wymieszaj i posyp solą oraz czarnym lub białym pieprzem.

Cieszyć się!

Sałatka Waldorf Z Kurczakiem

składniki

½ szklanki orzechów włoskich, posiekanych

½ szklanki musztardy miodowej

3 szklanki gotowanego kurczaka, mielonego

½ szklanki majonezu

1 szklanka czerwonych winogron, przekrojonych na pół

1 szklanka selera, pokrojonego w kostkę

1 jabłko Gala, pokrojone w kostkę

sól

Pieprz

metoda

Weź płytką blachę do pieczenia, aby gotować posiekane orzechy włoskie przez 7 do 8 minut w nagrzanym piekarniku o temperaturze 350 stopni. W tym momencie łączymy wszystkie składniki i doprawiamy.

Cieszyć się!

Pikantna sałatka z rukoli i ziemniaków

składniki

2 funty ziemniaków, pokrojonych w kostkę i ugotowanych

2 szklanki rukoli

6 łyżeczek oliwy z oliwek extra virgin

łyżeczka. z czarnego pieprzu

3 szalotki, posiekane

3/8 łyżeczki z soli

½ łyżeczki z octu sherry

1 łyżeczka. z soku cytrynowego

2 łyżeczki z gorczycy, kamienna ziemia

1 łyżeczka. skórka z cytryny, starta

metoda

Podgrzej 1 łyżeczkę. Na patelni rozgrzej olej i smaż szalotki, aż nabiorą złotego koloru. Przełóż szalotki do miski i połącz wszystkie pozostałe składniki oprócz ziemniaków. Dokładnie wymieszać. Teraz wrzuć ziemniaki z dressingiem i wymieszaj, aby dobrze się połączyły.

Cieszyć się!

Salsa Z Kurczaka Sałatka Z Awokado

składniki

2 łyżeczki oliwy z oliwek

4 uncje chipsów tortilla

2 łyżeczki soku z limonki

1 awokado, posiekane

3/8 łyżeczki soli koszernej

¾ szklanki salsy, schłodzonej

1/8 łyżeczki z czarnego pieprzu

2 szklanki piersi z kurczaka, ugotowanej i rozdrobnionej

¼ szklanki kolendry, posiekanej

metoda

Wymieszaj oliwę z oliwek, sok z limonki, czarny pieprz i sól w misce. Teraz dodaj posiekaną kolendrę i kurczaka i dobrze wymieszaj. Posyp posiekanym awokado i salsą. Podawaj sałatkę na chipsach tortilla, aby uzyskać najlepsze rezultaty.

Cieszyć się!

Kremowa sałatka z koperkiem i ziemniakami

składniki

¾ kilograma ziemniaków, pokroić w kostkę i ugotować

łyżeczka. z czarnego pieprzu

½ ogórka angielskiego, pokrojonego w kostkę

łyżeczka. soli koszernej

2 łyżeczki kwaśnej śmietany, o niskiej zawartości tłuszczu

2 łyżeczki posiekanego koperku

2 łyżeczki jogurtu, bez tłuszczu

metoda

Ziemniaki należy ugotować do miękkości. Weź miskę i wymieszaj koperek, jogurt, śmietanę, kostki ogórka i czarny pieprz. Składniki muszą być dobrze wymieszane. Teraz dodaj ugotowane kostki ziemniaczane i dobrze wymieszaj.

Cieszyć się!

Sałatka Z Serem Kurczaka Z Liśćmi Rukoli

składniki

3 kromki chleba, pokrojone w kostkę

½ szklanki startego parmezanu

3 łyżeczki masła, niesolonego i stopionego

2 łyżeczki natka pietruszki, posiekana

5 listków bazylii, pokrojonych w paski

szklanka oliwy z oliwek

2 szklanki kurczaka, upieczonego i posiekanego

5 uncji liści rukoli

3 łyżeczki z czerwonego octu winnego

Pieprz według uznania

metoda

Podgrzej masło i 2 łyżeczki. oliwy z oliwek i wrzucić kostki chleba. Piecz kostki chleba w nagrzanym piekarniku w temperaturze 400 stopni, aż uzyskasz złoty kolor. Dodaj pozostałe składniki wraz z kostkami chleba i dobrze wymieszaj.

Cieszyć się!

Sałatka Ziemniaczana Ostra Papryka

składniki

2 funty ziemniaków Yellow Finn, pokrojonych w kostkę

łyżeczka. z białego pieprzu

2 łyżeczki z soli

szklanka śmietany

4 łyżeczki z soku cytrynowego

2 gałązki koperku

2 pęczki szczypiorku

metoda

Ugotuj kostki ziemniaczane do miękkości i odcedź. Wymieszaj 3 łyżeczki. soku z cytryny do ziemniaków i odstawić na 30 minut. Ubij śmietanę na gładką masę i dodaj wszystkie pozostałe składniki. Przykryj ziemniaki mieszanką i dobrze wymieszaj.

baw się dobrze

Sałatka z kurczakiem i kuskusem

składniki

1 szklanka kuskusu

7 uncji piersi z kurczaka, ugotowane

¼ szklanki posiekanych oliwek Kalamata

1 ząbek czosnku, posiekany

2 łyżeczki natka pietruszki, posiekana

łyżeczka. z czarnego pieprzu

1 łyżeczka. kaparów, posiekanych

1 łyżeczka. soku z limonki

2 łyżeczki oliwy z oliwek

Sól dla smaku

metoda

Kuskus ugotować bez soli i tłuszczu zgodnie z instrukcją na opakowaniu. Ugotowany kuskus przepłukać zimną wodą. Weź miskę, aby wymieszać składniki oprócz kurczaka i kuskusu. Dodaj ugotowany kuskus i dobrze wymieszaj. Dodaj kurczaka i natychmiast podawaj.

Cieszyć się!

Sałatka Z Czerwonych Ziemniaków Z Maślanką

składniki

3 funty czerwonych ziemniaków, poćwiartowanych

1 ząbek czosnku, posiekany

½ szklanki kwaśnej śmietany

½ łyżeczki z czarnego pieprzu

1 łyżeczka. soli koszernej

1/3 szklanki maślanki

1 łyżeczka. koperku, posiekanego

¼ szklanki natki pietruszki, posiekanej

2 łyżeczki szczypiorku, posiekanego

metoda

Ugotuj ćwiartki ziemniaków do miękkości w holenderskim piekarniku. Ostudzić ugotowane ziemniaki przez 30-40 minut. Śmietanę wymieszać z resztą składników. Ziemniaki zalewamy dressingiem i mieszamy do połączenia składników.

Cieszyć się!

Sałatka Z Kurczaka Z Melonem Spadziowym

składniki

szklanka octu ryżowego

2 łyżeczki posiekanych i prażonych orzechów włoskich

2 łyżeczki z sosu sojowego

¼ szklanki kolendry, posiekanej

2 łyżeczki z masła orzechowego

2 szklanki piersi z kurczaka, ugotowanej i startej

1 łyżeczka. miodowy

3 łyżeczki zielonej cebuli, pokrojonej w plasterki

1 szklanka ogórka, posiekanego

łyżeczka. z oleju sezamowego

3 szklanki melona, pokrojonego w paski

3 szklanki melona, pokrojonego w paski

metoda

Wymieszaj sos sojowy, masło orzechowe, ocet, miód i olej sezamowy. Dodaj kantalupę, cebulę, kantalupę i ogórek i dobrze wymieszaj. Podczas serwowania udekoruj pierś z kurczaka mieszanką i kolendrą.

Cieszyć się!

Sałatka ziemniaczana z jajkiem i musztardą Dijon

składniki

4 kilogramy ziemniaków

łyżeczka. pieprzu

½ szklanki selera pokrojonego w kostkę

½ szklanki natki pietruszki, posiekanej

1 łyżeczka. z musztardy Dijon

1/3 szklanki zielonej cebuli, posiekanej

2 ząbki czosnku, posiekane

1 łyżeczka. z musztardy Dijon

3 jajka, ugotowane na twardo i posiekane

½ szklanki śmietany

1 szklanka majonezu

metoda

Gotuj ziemniaki do miękkości. Ziemniaki obrać i pokroić w kostkę. W misce wymieszaj ziemniaki, zieloną cebulę, seler i pietruszkę. W misce wymieszaj majonez z pozostałymi składnikami. Wlej tę mieszankę na ziemniaki i dobrze wymieszaj.

Cieszyć się!

Sałatka Z Miodem Pekan Z Kurczaka

składniki

4 szklanki kurczaka, ugotowanego i posiekanego

łyżeczka. pieprzu

3 łodygi selera, pokrojone w kostkę

łyżeczka. z soli

1 szklanka słodkiej, suszonej żurawiny

1/3 szklanki miodu

½ szklanki orzechów pekan, posiekanych i uprażonych

2 szklanki majonezu

metoda

Wrzuć pokrojonego kurczaka z selerem, suszoną żurawiną i pekanami. Ubij majonez do gładkości w innej misce. Dodaj miód, pieprz i sól do majonezu i dobrze wymieszaj. Przykryj mieszaninę kurczaka mieszanką majonezu i dobrze wymieszaj, aby składniki dobrze się połączyły.

Cieszyć się!

Sałatka Z Winogronem Z Kurczaka

składniki

6 filiżanek kurczaka, mielonego i ugotowanego

½ szklanki pekanów

2 łyżeczki z musztardy Dijon

2 szklanki czerwonych winogron, pokrojonych

½ szklanki kwaśnej śmietany

2 łyżeczki z maku

½ szklanki majonezu

2 szklanki selera, posiekanego

1 łyżeczka. z soku cytrynowego

metoda

Weź miskę i wymieszaj kurczaka z majonezem, sokiem z cytryny, kwaśną śmietaną, rodzynkami, makiem, musztardą Dijon i selerem. Dopraw solą i pieprzem. Przykryj miskę i wstaw do lodówki, aż się schłodzi. Dodaj orzechy pekan i natychmiast podawaj.

Cieszyć się!

Ziołowa Sałatka Krem Ziemniaczana

składniki

¾ szklanki kwaśnej śmietany

1 szklanka zielonego groszku

filiżanka jogurtu

6 szklanek czerwonych ziemniaków, pokrojonych na ćwiartki

1 łyżeczka. tymianek, posiekany

½ łyżeczki z soli

1 łyżeczka. koperku, posiekanego

metoda

Wymieszać śmietanę, jogurt, koperek, tymianek i sól w misce i odstawić. Ugotować ćwiartki ziemniaków i groszek w wystarczającej ilości wody do miękkości. Odcedź nadmiar wody. Wymieszaj ziemniaki i groszek z przygotowaną mieszanką. Dobrze wymieszaj, aby dobrze wymieszać składniki.

Cieszyć się!

Pikantna sałatka z kurczakiem i rodzynkami

składniki

szklanka majonezu

3 łyżeczki z rodzynek

1 łyżeczka. curry w proszku

1/3 szklanki selera pokrojonego w kostkę

1 szklanka cytrynowego kurczaka, grillowanego

1 jabłko, posiekane

1/8 łyżeczki z soli

2 łyżeczki Z wody

metoda

W misce wymieszaj curry, majonez i wodę. Dodaj kurczaka cytrynowego, pokrojone jabłko, rodzynki, seler i sól. Za pomocą szpatułki dokładnie wymieszaj składniki. Przykryj sałatkę i wstaw do lodówki, aż się schłodzi.

Cieszyć się!

Sałatka Ziemniaczana Z Mennicą

składniki

7 czerwonych ziemniaków

1 szklanka groszku, zamrożonego i rozmrożonego

2 łyżeczki z białego octu winnego

½ łyżeczki z czarnego pieprzu

2 łyżeczki oliwy z oliwek

łyżeczka. z soli

2 łyżeczki szalotki, drobno posiekanej

¼ szklanki liści mięty, posiekanych

metoda

Ziemniaki ugotować w wodzie w garnku z głębokim dnem do miękkości.

Ostudź ziemniaki i pokrój je w kostkę. Wymieszaj ocet, szalotki, miętę, oliwę z oliwek, sól i czarny pieprz. Włóż kostki ziemniaczane, groszek i przygotowaną mieszankę. Dobrze wymieszaj i podawaj.

Cieszyć się!

Sałatka z kurczakiem curry z mieszanką zieleni

składniki

Curry z kurczaka, zamrożone i rozmrożone

10 uncji liści szpinaku

1 1/2 szklanki selera, posiekanego

szklanka majonezu

1 1/2 szklanki zielonych winogron, przekrojonych na pół

½ szklanki czerwonej cebuli, posiekanej

metoda

Umieść zamrożone curry z kurczaka w misce. Dodaj czerwoną cebulę, zielone winogrona, liście szpinaku baby i seler do curry z kurczaka. Dobrze wymieszaj. Teraz dodaj majonez i ponownie dokładnie wymieszaj. Doprawiamy solą i pieprzem do smaku.

Cieszyć się!

Orzechowa Sałatka Z Kurczaka

składniki

1 szklanka bulguru

2 szalotki, pokrojone

2 szklanki bulionu z kurczaka

3 szklanki kurczaka, ugotowanego i posiekanego

1 jabłko, pokrojone w kostkę

3 łyżeczki orzechów włoskich, posiekanych

szklanka oliwy z oliwek

2 łyżeczki z octu jabłkowego

1 łyżeczka. z musztardy Dijon

1 łyżeczka. cukru trzcinowego

sól

metoda

Bulgur ugotować z bulionem i doprowadzić do wrzenia. Chłodzić przez 15 minut. Orzechy uprażyć na patelni i przełożyć do miski, aby ostygły. W misce dokładnie wymieszaj wszystkie składniki. Dopraw solą i podawaj.

Cieszyć się!

Sałatka Z Kurczaka Musztardowego

składniki

1 jajko, ugotowane na twardo

łyżeczka. z czarnego pieprzu

¾ kilograma paluszków

łyżeczka. soli koszernej

2 łyżeczki majonezu, o niskiej zawartości tłuszczu

3 łyżeczki czerwona cebula, posiekana

1 łyżeczka. jogurtu

1/3 szklanki selera, posiekanego

1 łyżeczka. musztardy

metoda

Ziemniaki kroimy w kostkę i gotujemy do miękkości. Posiekaj ugotowane jajko. Wymieszaj wszystkie składniki oprócz jajek i ziemniaków. Dodaj mieszaninę do posiekanych jajek i kostek ziemniaczanych. Dobrze wymieszaj, aby składniki dobrze się połączyły. Doprawiamy solą i pieprzem do smaku.

Cieszyć się!

Pikantna sałatka ziemniaczana z imbirem

składniki

2 funty czerwonych ziemniaków, pokrojonych w kostkę

2 łyżeczki kolendra, posiekana

2 łyżeczki z octu ryżowego

1/3 szklanki zielonej cebuli, pokrojonej w plasterki

1 łyżeczka. olej sezamowy

1 papryczka jalapeno, drobno posiekana

4 łyżeczki trawy cytrynowej, posiekanej

łyżeczka. z soli

2 łyżeczki imbiru, startego

metoda

Ziemniaki gotujemy do miękkości. Odcedź nadmiar wody. Pozostałe składniki dobrze wymieszać. Tak przygotowaną mieszanką przykryj ugotowane ziemniaki. Użyj szpatułki do wymieszania składników.

Cieszyć się!

Sałatka z selera i ziemniaków

składniki

2 funty czerwonych ziemniaków, pokrojonych w kostkę

2 uncje pimientos, pokrojone w kostkę

½ szklanki majonezu rzepakowego

1/8 łyżeczki czosnku w proszku

¼ szklanki zielonej cebuli, posiekanej

łyżeczka. z czarnego pieprzu

filiżanka jogurtu

½ łyżeczki z nasion selera

¼ szklanki śmietany, kwaśnej

½ łyżeczki z soli

1 łyżeczka. cukru

1 łyżeczka. z białego octu winnego

2 łyżeczki przygotowanej musztardy

metoda

Ugotuj kostki ziemniaczane do miękkości i odsącz z nadmiaru wody. Gotowane ziemniaki studź przez około 30 minut. Resztę składników mieszamy w misce. Dodaj kostki ziemniaczane i dobrze wymieszaj, aby połączyć.

Cieszyć się!

Kurczak Limonkowy Z Sałatką Ziemniaczaną

składniki

1 kilogram ziemniaków

1 ząbek czosnku, posiekany

2 szklanki groszku

½ łyżeczki z czarnego pieprzu

2 szklanki piersi z kurczaka, posiekane

1 łyżeczka. z soli

½ szklanki czerwonej papryki, posiekanej

1 łyżeczka. z soli

½ szklanki cebuli, posiekanej

1 łyżeczka. estragonu, posiekanego

1 łyżeczka. soku z limonki

2 łyżeczki oliwy z oliwek

1 łyżeczka. z musztardy Dijon

metoda

Ziemniaki, groszek i pierś z kurczaka ugotować oddzielnie do miękkości. Resztę składników mieszamy w misce. Teraz dodaj do miski kostki ziemniaczane, groszek i pierś z kurczaka. Użyj szpatułki i dokładnie wymieszaj składniki. Natychmiast podawaj.

Cieszyć się!

Sałatka Ziemniaczana Z Kozim Serem

składniki

2 1/2 funta ziemniaków

1 ząbek czosnku, posiekany

¼ kieliszka białego wina, wytrawnego

1 łyżeczka. z musztardy Dijon

½ łyżeczki z soli

2 łyżeczki oliwy z oliwek

½ łyżeczki z czarnego pieprzu

2 łyżeczki estragonu, posiekanego

1/3 szklanki cebuli, posiekanej

szklanka octu z czerwonego wina

½ szklanki natki pietruszki, posiekanej

3 uncje koziego sera

¼ szklanki kwaśnej śmietany

metoda

Ziemniaki gotujemy w wodzie do miękkości. W misce wymieszaj ziemniaki, ocet winny, pieprz i sól. Odstawić na 15 minut. Teraz dodaj pozostałe składniki do mieszanki ziemniaczanej i dobrze wymieszaj. Natychmiast podawaj.

Cieszyć się!

Pico de Gallo – autentyczna meksykańska salsa

Składniki:

3 duże pomidory pokrojone w kostkę, podsmażone

1 średniej wielkości pokrojona w kostkę cebula

pęczek kolendry, użyj mniej lub więcej w zależności od upodobań

Opcjonalne składniki

½ ogórka obranego i pokrojonego w kostkę

Sok cytrynowy z ½ cytryny

½ łyżeczki Czosnek mielony

Sól dla smaku

2 jalapeno lub więcej, jeśli wolisz ostrzejsze

1 obrana kostka awokado

metoda

Połącz wszystkie składniki w dużej misce i dobrze wymieszaj. Natychmiast podawaj.

Cieszyć się!

Sos sałatkowy z oliwy z oliwek i cytryny

Składniki:

8 mielonych ząbków czosnku

½ łyżeczki czarny pieprz

1 szklanka świeżo wyciśniętego soku z cytryny

2 łyżeczki sól

½ szklanki oliwy z oliwek Extra Virgin

metoda

Umieść wszystkie składniki w blenderze i miksuj, aż wszystkie składniki się połączą. Opatrunek ten należy przechowywać w szczelnym pojemniku i należy go szybko zużyć, w przeciwnym razie sos stanie się gorzki od zawartego w nim soku z cytryny.

Cieszyć się!

Sałatka z fasoli, kukurydzy i awokado

Składniki:

1 puszka czarnej fasoli, odsączonej

1 puszka słodkiej żółtej kukurydzy, z puszki, odsączonej

2 łyżki stołowe. Sok limonkowy

1 łyżeczka. Oliwa z oliwek

4 łyżki. kolendra

5 filiżanek posiekanej surowej cebuli

1 awokado

1 dojrzały czerwony pomidor

metoda

Umieść wszystkie składniki w dużej misce i delikatnie wymieszaj. Podawaj od razu lub podawaj na zimno.

Cieszyć się!

Południowo-zachodnia sałatka z makaronem

Składniki:

1-8 uncji Mały makaron pełnoziarnisty

15 uncji kukurydzy

15 uncji czarnej fasoli

1 szklanka salsy dowolnej odmiany

1 szklanka sera cheddar, startego

1 szklanka pokrojonej w kostkę zielonej papryki, słodkiej papryki

metoda

Przygotuj makaron zgodnie z instrukcją na opakowaniu. Odcedź, opłucz i przełóż do dużej miski. Płyny są zarezerwowane i odsączone z kukurydzy w puszkach i czarnej fasoli. Połącz wszystkie składniki z ugotowanym makaronem w dużej misce. Dodaj niewielkie ilości zarezerwowanych płynów w puszkach, które są dodawane w razie potrzeby. Natychmiast podawaj.

Cieszyć się!

Sałatka Z Pieczonych Buraków

Składniki:

6 żółtych buraków, 1/2 funta

3 łyżki. Oliwa z oliwek

Świeżo mielony czarny pieprz

1 ½ łyżki. Ocet estragonowy lub sherry

1 łyżka stołowa. liście tymianku

4 szklanki mieszanej sałatki

½ szklanki pokruszonego sera feta

1 łyżka stołowa. Mennica

metoda

Najpierw piekarnik nagrzewa się do 375 stopni. Umieść buraki w płytkiej, przykrytej brytfance. Dodaj tyle wody, aby sięgała 1/2 cala na talerz. Przykryj buraki i piecz przez godzinę lub do momentu, aż buraki łatwo przebiją się nożem. Wyjmij buraki z piekarnika. W średniej misce wymieszaj ocet i posiekane zioła. Pokrój ugotowane buraki w 1/2-calowe kostki, a następnie wrzuć je z dressingiem. Posypać fetą i od razu podawać.

Cieszyć się!

O rany, sałatka!

Składniki:

1 szklanka pomidorów, posiekanych lub pokrojonych w plasterki

1 szklanka obranego, posiekanego ogórka

1 łyżeczka. SUSZARKI KOPER

1 łyżka stołowa. Lekki majonez

metoda

Dodaj wszystkie składniki do dużej miski i dobrze wymieszaj, aż wszystkie składniki się połączą. Przechowywać w lodówce przez noc i podawać bardzo schłodzone.

Cieszyć się!!

Chrupiąca Sałatka Z Jarmużem Ramen

Składniki:

3 łyżki. Oliwa z oliwek

3 łyżki. Ocet

2 łyżki stołowe. Cukier lub substytut cukru

½ opakowania przyprawy do makaronu ramen

łyżeczka. Pieprz

1 łyżka stołowa. Sos sojowy o niskiej zawartości sodu

Składniki sałatki:

1 mała główka kapusty czerwonej lub zielonej

2 posiekane zielone cebule, posiekane

1 obrana i starta marchewka

1 opakowanie pokruszonego makaronu ramen

metoda

Przygotuj dressing, łącząc składniki w dużej salaterce. Mieszaj do rozpuszczenia cukru. Pierwsze trzy składniki sałatki dodaje się do miski i dobrze miesza. Dodaj posiekany Ramen i dobrze wymieszaj. Polej dressingiem i od razu podawaj.

Cieszyć się!

Sałatka Z Makaronu Szpinaku I Pomidorów

Składniki:

8 uncji Mały makaron lub jęczmień

8 uncji Kruszona feta

16 uncji. pomidory koktajlowe

4 szklanki szpinaku baby

2 łyżki stołowe. Odsączone kapary

łyżeczka. czarny pieprz

2 łyżki stołowe. tarty parmezan

metoda

Ugotuj makaron zgodnie z instrukcją na opakowaniu, aż będzie al dente, twardy do gryzienia. Po ugotowaniu makaronu; odsączyć na pomidorkach koktajlowych, aby szybko je zblanszować. Gdy makaron się gotuje, w dużej misce umieść szpinak, fetę i kapary. Wymieszaj pomidory i makaron z mieszanką szpinaku. Przed odcedzeniem makaronu gotowany makaron dodaje się proporcjonalnie do wymieszania. Na koniec dopraw czarnym pieprzem i udekoruj tartym serem. Natychmiast podawaj.

Cieszyć się!

Sałatka Waldorf

Składniki:

4 średnie jabłka pokrojone w kostkę

1/3 szklanki posiekanych orzechów włoskich

1/3 szklanki rodzynek

½ szklanki niskotłuszczowego zwykłego, greckiego lub zwykłego jogurtu

3 łodygi posiekanego selera

metoda

Dodaj wszystkie składniki do dużej miski i dobrze wymieszaj, aż wszystkie składniki się połączą. Przechowywać w lodówce przez noc i podawać bardzo schłodzone.

Cieszyć się!

Sałatka Istuaeli

Składniki:

1 zielona lub żółta papryka, posiekana

1 obrany ogórek, posiekany

2 łyżki stołowe. Sok cytrynowy

1 łyżeczka. sól

1 łyżeczka. Świeżo mielony pieprz

3 pomidory, posiekane

3 łyżki. Oliwa z oliwek z pierwszego tłoczenia

metoda

Dodaj wszystkie składniki do dużej miski i dobrze wymieszaj, aż wszystkie składniki się połączą. Podawaj natychmiast, ponieważ im dłużej ta sałatka siedzi, tym bardziej staje się wodnista.

Cieszyć się!

Sałatka Z Makaronem

Składniki:

3 łyżki. oliwa z oliwek 3 łyżki. ocet 2 łyżki. Cukier ½ paczki makaronu Ramen

łyżeczka. Pieprz

1 łyżka stołowa. Sos sojowy o niskiej zawartości sodu

1 czerwona lub zielona kapusta

2 zielone cebule, posiekane

1 Marchewka obrana, starta

1 opakowanie pokruszonego makaronu ramen

metoda

Wszystkie składniki łączy się w dużej misce. Dobrze mieszaj, aby cukier się rozpuścił. Następnie łączy się trzy pierwsze główne składniki tej sałatki, a następnie wszystkie dobrze miesza. Dodaje się do niego pokruszony makaron ramen. Następnie dodaje się resztę składników, a następnie wielokrotnie miesza. Podawaj od razu lub przykryj i wstaw do lodówki, aby smaki się połączyły.

Cieszyć się!

Meksykańska sałatka z czarnej fasoli

składniki

1 1/2 puszki ugotowanej czarnej fasoli

2 dojrzałe pomidory daktylowe, pokrojone w kostkę

3 dymki, pokrojone w plasterki

1 łyżka stołowa. Świeży sok z limonki

2 łyżki stołowe. posiekana świeża kolendra

Sól i świeżo zmielony czarny pieprz do smaku

1/3 szklanki kukurydzy

2 łyżki stołowe. Oliwa z oliwek

metoda

Połącz wszystkie składniki w średniej wielkości misce i delikatnie wymieszaj.

Pozwól sałatce odpocząć w lodówce, aż będzie gotowa do podania.

Podawać na zimno.

Cieszyć się!

Salsa z czarnej fasoli i kukurydzy

Składniki:

1 puszka czarnej fasoli

3 łyżki. posiekana świeża kolendra

1 puszka kukurydzy żółtej i białej kukurydzy

¼ szklanki posiekanej cebuli

1 puszka korzenia

Sok z limonki lub wycisnąć limonkę

metoda

Odcedź płyn z czarnej fasoli, roślin okopowych i puszek kukurydzy i połącz je w dużej misce. Dodaj kolendrę i cebulę i dobrze wymieszaj. Tuż przed podaniem wyciśnij trochę soku z cytryny.

Cieszyć się!

Sałatka Taco z Indyka

Składniki:

2 uncje. Indyk z wolnego wybiegu

2/4 szklanki sera cheddar

1 1/2 szklanki sałaty rzymskiej, posiekanej

1/8 szklanki cebuli, posiekanej

½ uncji Chipsy tortilla

2 łyżki stołowe. sos

¼ szklanki czerwonej fasoli

metoda

Dodaj wszystkie składniki oprócz chipsów tortilla do dużej miski i dobrze wymieszaj. Tuż przed podaniem posyp sałatkę pokruszonymi tortillami i natychmiast podawaj.

Cieszyć się!

Tęczowa sałatka owocowa

składniki

Sałatka owocowa:

1 duże obrane mango pokrojone w kostkę

2 szklanki jagód

2 pokrojone banany

2 szklanki truskawek

2 szklanki bezpestkowych winogron

2 łyżki stołowe. Sok cytrynowy

1 ½ łyżki. Miód

2 szklanki bezpestkowych winogron

2 nieobrane nektarynki pokrojone w plasterki

1 obrane, pokrojone w plasterki kiwi

Sos Pomarańczowo-Miodowy:

1/3 szklanki niesłodzonego soku pomarańczowego

łyżeczka. mielonego imbiru

szczypta gałki muszkatołowej

metoda

Dodaj wszystkie składniki do dużej miski i dobrze wymieszaj, aż wszystkie składniki się połączą. Przechowywać w lodówce przez noc i podawać bardzo schłodzone.

Cieszyć się!

Sałatka Owocowa Słońca

Składniki:

3 kiwi, pokrojone na małe kawałki

320 uncji Kawałki ananasa w soku

215 uncji Odsączone mandarynki z puszki w lekkim syropie

2 banany

metoda

Połącz wszystkie składniki w dużej misce i wstaw do lodówki na co najmniej 2 godziny. Podawaj tę sałatkę na zimno.

Cieszyć się!

Sałatka z cytrusów i czarnej fasoli

Składniki:

1 Grejpfrut obrany, pokrojony

2 pomarańcze obrane, pokrojone

116 uncji Odsączona puszka czarnej fasoli

½ szklanki posiekanej czerwonej cebuli

½ awokado pokrojone w plasterki

2 łyżki stołowe. Sok cytrynowy

Czarny pieprz do smaku

metoda

Połącz wszystkie składniki w dużej misce i podawaj w temperaturze pokojowej.

Cieszyć się!

Pikantna sałatka z ogórka i cebuli

składniki

2 ogórki, cienko pokrojone

½ łyżeczki sól

łyżeczka. czarny pieprz

2 łyżki stołowe. Cukier granulowany

1/3 szklanki octu jabłkowego

1 cienko pokrojona cebula

1/3 szklanki wody

metoda

Ułóż ogórki i cebulę naprzemiennie na talerzu. Połącz pozostałe składniki w blenderze i zmiksuj na gładką masę. Schłodzić dressing przez kilka godzin. Tuż przed podaniem polej dressingiem ogórki i cebulę i natychmiast podawaj.

Cieszyć się!

Sałatka ogrodowa z jagodami i buraczkami

Składniki:

1 główka sałaty rzymskiej

1 garść jagód

1 uncja. pokruszony kozi ser

2 pieczone buraki

5-6 pomidorków koktajlowych

¼ szklanki tuńczyka z puszki

Sól dla smaku

Pieprz do smaku

metoda

Umieść wszystkie składniki w natłuszczonej brytfannie i przykryj folią. Piec w nagrzanym piekarniku do 250 stopni przez około godzinę. Lekko ostudź i dopraw do smaku. Podawać na gorąco.

Cieszyć się!

Sałatka z kalafiora lub ziemniaka

składniki

1 główka kalafiora, ugotowana i pokrojona na różyczki

¼ szklanki beztłuszczowego mleka

6 łyżeczek świecić

¾ łyżki. Ocet jabłkowy

5 łyżek. Lekki majonez

2 łyżeczki Musztarda

metoda

Połącz wszystkie składniki oprócz kalafiora i zmiksuj na gładką masę. Tuż przed podaniem doprawić ugotowanego kalafiora przygotowanym sosem i podawać na gorąco.

Cieszyć się!

Sałatka z ogórka i koperku

Składniki:

1 szklanka beztłuszczowego lub beztłuszczowego jogurtu greckiego

Sól i pieprz do smaku

6 filiżanek ogórka, cienko pokrojonego

½ szklanki cebuli, cienko pokrojonej

¼ szklanki soku z cytryny

2 ząbki mielonego czosnku

1/8 szklanki koperku

metoda

Jogurt odsączamy z nadmiaru wody i odstawiamy do ostygnięcia na około 30 minut. Jogurt łączymy z resztą składników i dokładnie mieszamy. Wstaw do lodówki na kolejną godzinę i podawaj bardzo schłodzone.

Cieszyć się!

Imitacja sałatki ziemniaczanej

składniki

16 łyżek. Beztłuszczowy majonez

5 szklanek ugotowanego kalafiora, podzielonego na różyczki

¼ szklanki żółtej musztardy

¼ szklanki posiekanego selera

½ szklanki pokrojonego ogórka

1 łyżka stołowa. żółte nasiona gorczycy

¼ szklanki pokrojonych w kostkę ogórków kiszonych

½ łyżeczki Czosnek w proszku

metoda

Dodaj wszystkie składniki do dużej miski i dobrze wymieszaj, aż wszystkie składniki się połączą. Przechowywać w lodówce przez noc i podawać bardzo schłodzone. Ziemniaki możesz też zastąpić kalafiorem, danie smakuje równie pysznie.

Cieszyć się!

Sałatka Z Ogórków Ziemniaczanych Cioci Bonnie

składniki

2-3 szklanki młodych ziemniaków

1 łyżka stołowa. Kostka koperku

1 łyżka stołowa. musztarda Dijon

szklanka oleju lnianego

4 szczypiorek, posiekany

2 łyżeczki koperek, posiekany

łyżeczka. Pieprz

3-4 szklanki ogórka

łyżeczka. sól

metoda

Połącz wszystkie składniki w dużej misce i dobrze wymieszaj, aż wszystkie składniki się połączą, tuż przed podaniem. Natychmiast podawaj.

Cieszyć się!

Sałatka Szpinakowa Z Jagodami

składniki

½ szklanki pokrojonych truskawek

¼ szklanki malin

filiżanka lekkiego dressingu malinowo-orzechowego Newmana

kubek jagodowy

¼ szklanki płatków migdałowych

4 szklanki szpinaku

¼ szklanki posiekanej czerwonej cebuli

metoda

Dodaj wszystkie składniki do dużej miski i dobrze wymieszaj, aż wszystkie składniki się połączą. Przechowywać w lodówce przez noc i podawać bardzo schłodzone.

Cieszyć się!

Sałatka Tubula

składniki

1 szklanka bulguru pszennego

1 posiekana cebula

4 szalotki, posiekane

Sól i pieprz do smaku

2 szklanki posiekanych liści pietruszki

szklanka soku z cytryny

2 szklanki wrzącej wody

2 średnie pomidory, pokrojone w kostkę

szklanka oliwy z oliwek

1 szklanka posiekanej mięty

metoda

W średnim rondlu zagotuj wodę. Po zdjęciu z ognia wlać trąbkę, przykryć szczelną pokrywką i odstawić na 30 minut. Odcedź nadmiar wody. Dodać pozostałe składniki i dobrze wymieszać. Natychmiast podawaj.

Cieszyć się!

Sałatka BLT Z Bazyliowym Sosem Majonezowym

składniki

½ funta boczku

½ szklanki majonezu

2 łyżki stołowe. czerwony ocet winny

¼ szklanki drobno posiekanej bazylii

1 łyżeczka. zmielony czarny pieprz

1 łyżka stołowa. Olej rzepakowy

1 funt sałaty rzymskiej - opłukanej, wysuszonej i pokrojonej na kawałki wielkości kęsa

¼ litra pomidorków koktajlowych

metoda

Umieść boczek na dużej, głębokiej patelni. Smażymy na średnim ogniu do równomiernego zbrązowienia. W małej misce dodaj odsączony boczek, który odstawiłeś na bok, majonez, bazylię i ocet i wymieszaj. Przykryć i odstawić w temperaturze pokojowej. W dużej misce wymieszaj sałatę rzymską, bekon i grzanki, pomidory. Sosem polać sałatkę. Podawać.

Cieszyć się!

Sałatka Caesar z grilla z nożem i widelcem

składniki

1 długa, cienka bagietka

¼ szklanki oliwy z oliwek, podzielone

2 Czosnek, przekrojony na pół

1 mały pomidor

1 sałata rzymska, odrzucić zewnętrzne liście

Sól i grubo mielony czarny pieprz do smaku

1 szklanka sosu sałatkowego Cezar lub do smaku

½ szklanki płatków parmezanu

metoda

Rozgrzej grill na małym ogniu i lekko natłuść grill. Pokrój bagietkę, aby zrobić 4 długie plastry o grubości około 1/2 cala. Delikatnie posmaruj każdą przeciętą stronę około połową oliwy z oliwek. Grilluj plastry bagietki na rozgrzanym grillu, aż będą lekko chrupiące, 2 do 3 minut z każdej strony. Natrzyj każdą stronę kromek bagietki przekrojoną stroną czosnku i przekrojoną stroną pomidorów. Posmaruj 2 przecięte boki ćwiartek romaine pozostałą oliwą z oliwek. Ubierz każdego z sosem Cezar.

Cieszyć się!

Truskawkowa Sałatka Rzymska

Składniki:

1 sałata rzymska, opłukana, osuszona i posiekana

2 pęczki szpinaku umytego, osuszonego i posiekanego

2 litry truskawek, pokrojone

1 cebula bermudzka

½ szklanki majonezu

2 łyżki stołowe. Ocet z białego wina

1/3 szklanki białego cukru Biały

kubek mleka

2 łyżki stołowe. MAK

metoda

W dużej salaterce wymieszaj sałatę rzymską, szpinak, truskawki i pokrojoną cebulę. W słoiczku z dobrze przylegającą pokrywką wymieszaj majonez, ocet, cukier, mleko i mak. Dobrze wstrząśnij i polej sałatkę dressingiem. Mieszaj, aż do równomiernego pokrycia. Natychmiast podawaj.

Cieszyć się!

Sałatka grecka

Składniki:

1 suszona sałata rzymska

6 uncji czarnych oliwek bez pestek

1 zielona papryka, posiekana

1 cienko pokrojona czerwona cebula

6 łyżek stołowych Oliwa z oliwek

1 Czerwona papryka, posiekana

2 duże pomidory, posiekane

1 Ogórek, pokrojony

1 szklanka pokruszonego sera feta

1 łyżeczka. Suszone oregano

1 cytryna

metoda

W dużej misce sałatkowej dobrze wymieszać sałatę rzymską, cebulę, oliwki, paprykę, ogórek, pomidory i ser. Wymieszaj oliwę z oliwek, sok z cytryny, oregano i czarny pieprz. Sosem polać sałatkę, wymieszać i podawać.

Cieszyć się!

Sałatka z truskawek i fety

składniki

1 szklanka płatków migdałowych

2 ząbki mielonego czosnku

1 łyżeczka. Miód1 szklanka oleju roślinnego

1 sałata rzymska,

1 łyżeczka. musztarda Dijon

¼ szklanki octu malinowego

2 łyżki stołowe. Ocet balsamiczny

2 łyżki stołowe. brązowy cukier

1 litr truskawek, pokrojonych

1 szklanka pokruszonego sera feta

metoda

Na patelni rozgrzać olej na średnim ogniu, smażyć migdały, często mieszając, aż lekko się zrumienią. Zdjąć z ognia. W misce przygotuj dressing, łącząc ocet balsamiczny, brązowy cukier i olej roślinny. W dużej misce wymieszaj migdały, ser feta i sałatę rzymską. Tuż przed podaniem polać sałatkę dressingiem.

Cieszyć się!

Sałatka Mięsna

składniki

1 funtowy stek z polędwicy

1/3 szklanki oliwy z oliwek

3 łyżki. czerwony ocet winny

2 łyżki stołowe. Sok cytrynowy

1 ząbek czosnku, posiekany

½ łyżeczki sól

1/8 łyżeczki Zmielony czarny pieprz

1 łyżeczka. sos Worcestershire

1 marchewka, pokrojona w plasterki

½ szklanki pokrojonej czerwonej cebuli

¼ szklanki faszerowanych pokrojonych zielonych oliwek pimento

metoda

Rozgrzej grill na dużym ogniu. Umieść stek na grillu i smaż po 5 minut z każdej strony. Zdjąć z ognia i pozostawić do ostygnięcia. W małej misce wymieszaj oliwę z oliwek, ocet, sok z cytryny, czosnek, sól, pieprz i sos Worcestershire. Połącz ser. Następnie przykryj i włóż dressing do lodówki. Tuż przed podaniem polej dressingiem stek. Podawać z grillowanymi grzankami z francuskiego chleba.

Cieszyć się!

Sałatka z migdałów i mandarynek

Składniki:

1 sałata rzymska

11 uncji mandarynek, odsączonych

6 zielonych cebul, cienko pokrojonych

½ szklanki oliwy z oliwek 1 łyżka. biały cukier

1 łyżeczka. Kruszone płatki czerwonej papryki

2 łyżki stołowe. biały cukier

½ szklanki pokrojonych migdałów

¼ szklanki octu z czerwonego wina

Zmielony czarny pieprz do smaku

metoda

W dużej misce połącz sałatę rzymską, pomarańcze i zieloną cebulę. Na patelni dodaj cukier i mieszaj, gdy cukier zacznie się topić. Ciągle mieszaj. Dodaj migdały i mieszaj, aż się pokryją. Odwróć migdały na talerz i pozostaw do ostygnięcia. Połącz oliwę z oliwek, ocet z czerwonego wina, jedną łyżkę. cukru, płatków czerwonej papryki i czarnego pieprzu w słoiku z hermetyczną pokrywką. Przed podaniem wymieszaj sałatę z sosem sałatkowym, aż się nim pokryje. Przełożyć do miseczki i podawać posypane migdałami w cukrze. Natychmiast podawaj.

Cieszyć się!

Tropikalna sałatka z winegretem ananasowym

składniki

6 plasterków boczku

¼ szklanki soku ananasowego

3 łyżki. czerwony ocet winny

szklanka oliwy z oliwek

Świeżo zmielony czarny pieprz do smaku

Sól dla smaku

10oz opakowanie posiekanej sałaty rzymskiej

1 szklanka pokrojonego w kostkę ananasa

½ szklanki posiekanych, prażonych orzechów makadamia

3 posiekane zielone cebule

¼ szklanki prażonych płatków kokosowych

metoda

Umieść boczek na dużej, głębokiej patelni. Gotuj na średnim ogniu, aż do równomiernego zrumienienia, około 10 minut. Odcedzamy i kruszymy boczek. Połącz sok ananasowy, ocet z czerwonego wina, olej, pieprz i sól w słoiku z pokrywką. Przykryć, aby dobrze wstrząsnąć. Resztę składników wymieszać i dodać dressing. Udekoruj prażonym kokosem. Natychmiast podawaj.

Cieszyć się!

Sałatka ze szpinaku i jeżyn

składniki

3 szklanki szpinaku baby, umytego i odsączonego z wody

1 litr świeżych jeżyn

1 litr pomidorków koktajlowych

1 pokrojona zielona cebula

¼ szklanki drobno posiekanych orzechów włoskich

6 uncji pokruszonego sera feta

½ szklanki jadalnych kwiatów

Sos bekonowy lub ocet balsamiczny do wyboru

metoda

Wymieszaj szpinak, jeżyny, pomidorki koktajlowe, dymkę, orzechy włoskie, mieszając je razem. Dodać ser i ponownie wymieszać. Ta sałatka smakuje dobrze; z sosem sałatkowym lub bez. Jeśli chcesz dodać dressing, użyj sosu bekonowego lub dużej ilości octu balsamicznego do wyboru. Przed podaniem udekoruj jadalnymi kwiatami według własnego uznania.

Cieszyć się!

Sałatka Jarzynowa Z Serem Szwajcarskim

składniki

1 szklanka zielonej cebuli, pokrojonej w plasterki

1 szklanka selera pokrojonego w plasterki

1 szklanka zielonego pieprzu

1 szklanka oliwek faszerowanych papryką

6 filiżanek posiekanej sałaty

1/3 szklanki oleju roślinnego

2 szklanki startego szwajcarskiego sera

2 łyżki stołowe. czerwony ocet winny

1 łyżka stołowa. musztarda Dijon

Sól i pieprz do smaku

metoda

Połącz oliwki, cebulę, seler i zieloną paprykę w salaterce i dobrze wymieszaj. Wymieszaj olej, musztardę, ocet w małej misce. Dressing doprawiamy solą i pieprzem. Warzywa polej dressingiem. Przechowywać w lodówce przez noc lub kilka godzin. Przed podaniem wyłóż talerz liśćmi sałaty. Ser wymieszać z warzywami. Sałatkę ułożyć na sałacie. W komplecie z tartym serem. Natychmiast podawaj.

Cieszyć się!

Smaczna Marchewkowa Sałatka

składniki

2 funty Marchewki, obrane i pokrojone w cienkie ukośne plasterki

½ szklanki płatków migdałów

1/3 szklanki suszonej żurawiny

2 szklanki rukoli

2 posiekane ząbki czosnku

1 opakowanie pokruszonego duńskiego niebieskiego sera

1 łyżka stołowa. Ocet jabłkowy

¼ szklanki oliwy z oliwek extra virgin

1 łyżeczka. Miód

1-2 szczypty Świeżo zmielony czarny pieprz

Sól dla smaku

metoda

Połącz marchewkę, czosnek i migdały w misce. Dodaj trochę oliwy z oliwek i dobrze wymieszaj. Dodaj sól i pieprz do smaku. Przenieś mieszaninę na blachę do pieczenia i piecz w nagrzanym piekarniku przez 30 minut w temperaturze 400 stopni F lub 200 stopni C. Wyjmij z piekarnika, gdy brzegi się zarumienią i pozwól im ostygnąć. Przenieś mieszankę marchewkową do miski. Dodaj miód, ocet, żurawinę i ser i dobrze wymieszaj. Wmieszaj rukolę i natychmiast podawaj.

Cieszyć się!

Sałatka Z Marynowanych Warzyw

składniki

1 puszka drobnego groszku, odsączona

1 puszka fasolki szparagowej, odsączonej

1 puszka białej kukurydzy lub klipsów do butów, odsączonych

1 średnia cebula, cienko pokrojona

¾ szklanki drobno posiekanego selera

2 łyżki stołowe. Posiekane ziele angielskie

½ szklanki białego octu winnego

½ szklanki oleju roślinnego

szklanka cukru

½ łyżeczki pieprz ½ łyżeczki sól

metoda

Weź dużą miskę i połącz groszek, kukurydzę i fasolę. Dodać seler, cebulę i czerwoną paprykę i dobrze wymieszać. Weź rondelek. Umieść wszystkie pozostałe składniki i gotuj na wolnym ogniu. Ciągle mieszaj, aż cukier się rozpuści. Wlać sos na mieszankę warzywną. Przykryj miskę pokrywką i wstaw do lodówki na noc. Można go przechowywać przez kilka dni w lodówce. Podawać na zimno.

Cieszyć się!

Sałatka z pieczonej, kolorowej kukurydzy

składniki

8 Świeża kukurydza w łuskach1 Papryka czerwona pokrojona w kostkę

1 zielona papryka, pokrojona w kostkę

1 czerwona cebula, posiekana

1 szklanka posiekanej świeżej kolendry

½ szklanki oliwy z oliwek

4 ząbki czosnku, zmiażdżone, a następnie posiekane

3 limonki

1 łyżeczka. biały cukier

Sól i pieprz do smaku

1 łyżka stołowa. ostry sos

metoda

Weź duży garnek i włóż do niego kukurydzę. Zalać wodą i moczyć kukurydzę przez 15 minut. Usuń jedwab z łusek kukurydzy i odłóż na bok. Weź grill i rozgrzej go do wysokiej temperatury. Umieść kukurydzę na grillu i gotuj przez 20 minut. Od czasu do czasu je obracaj. Pozostaw do ostygnięcia i wyrzuć skórki. Weź blender i wlej oliwę z oliwek, sok z limonki, ostry sos i wymieszaj. Dodać kolendrę, czosnek, cukier, sól i pieprz. Miksuj do uzyskania gładkiej masy. Posypać kukurydzą. Natychmiast podawaj.

Cieszyć się!

Kremowy Ogórek

składniki

3 ogórki, obrane i pokrojone w cienkie plasterki

1 cebula, pokrojona w plasterki

2 szklanki wody

¾ szklanki gęstej śmietany kremówki

¼ szklanki octu jabłkowego

Posiekana świeża pietruszka, opcjonalnie

szklanka cukru

½ łyżeczki sól

metoda

Dodać wodę i posolić ogórek i cebulę, pozostawić do namoczenia na co najmniej 1 godzinę. Odcedź nadmiar wody. Wymieszaj śmietanę i ocet w misce, aż będą gładkie. Dodaj ogórki kiszone i cebulę. Dobrze wymieszaj, aby równomiernie pokryć. Wstawić do lodówki na kilka godzin. Przed podaniem posypać natką pietruszki.

Cieszyć się!

Sałatka z marynowanych grzybów i pomidorów

składniki

12 uncji Pomidory czereśniowe, przekrojone na pół

1 opakowanie świeżych grzybów

2 zielone cebule pokrojone w plasterki

szklanka octu balsamicznego

1/3 szklanki oleju roślinnego

1 1/2 łyżeczki biały cukier

½ łyżeczki Zmielony czarny pieprz

½ łyżeczki sól

½ szklanki posiekanej świeżej bazylii

metoda

W misce wymieszaj ocet balsamiczny, olej, pieprz, sól i cukier, aż będą gładkie. Weź kolejną dużą miskę i wymieszaj pomidory, cebulę, grzyby i bazylię. Rzucaj dobrze. Dodaj dressing i równomiernie posmaruj nim warzywa. Przykryj miskę i wstaw do lodówki na 3-5 godzin. Podawać na zimno.

Cieszyć się!

Sałatka z Fasoli

składniki

1 puszka fasoli pinto, umytej i odsączonej

1 puszka ciecierzycy lub fasoli garbanzo, umytej i odsączonej

1 puszka zielonej fasoli

1 puszka fasoli woskowej, odsączonej

¼ szklanki zielonego pieprzu Julienne

8 zielonych cebul, pokrojonych

½ szklanki octu jabłkowego

szklanka oleju rzepakowego

szklanka cukru

½ łyżeczki sól

metoda

Połącz fasolę razem w dużej misce. Dodaj zieloną paprykę i cebulę do fasoli. W zakrytym słoiku wymieszaj ocet jabłkowy, cukier, olej i sól, aby uzyskać gładki sos. Pozwól, aby cukier całkowicie rozpuścił się w dressingu. Wlać mieszankę fasoli i dobrze wymieszać. Przykryj mieszaninę i wstaw do lodówki na noc.

Cieszyć się!

Sałatka z buraków z czosnkiem

składniki

6 Buraczki, ugotowane, obrane i pokrojone w plastry

3 łyżki. Oliwa z oliwek

2 łyżki stołowe. czerwony ocet winny

2 ząbki czosnku

Sól dla smaku

Plasterki zielonej cebuli, kilka do dekoracji

metoda

Połącz wszystkie składniki w misce i dobrze wymieszaj. Natychmiast podawaj.

Cieszyć się!

Marynowana Kukurydza

składniki

1 szklanka mrożonej kukurydzy

2 zielone cebule, cienko pokrojone

1 łyżka stołowa. Siekany zielony pieprz

1 liść sałaty, opcjonalnie

¼ szklanki majonezu

2 łyżki stołowe. Sok cytrynowy

łyżeczka. Mielona gorczyca

łyżeczka. cukier

1-2 szczypty Świeżo zmielony pieprz

metoda

Wymieszaj majonez z sokiem z cytryny, musztardą w proszku i cukrem w dużej misce. Ubij dobrze, aż będzie gładkie. Dodaj kukurydzę, zieloną paprykę, cebulę do majonezu. Mieszankę doprawiamy solą i pieprzem. Przykryć i schłodzić w lodówce przez noc lub co najmniej 4-5 godzin. Przed podaniem wyłożyć talerz sałatą i ułożyć sałatkę na wierzchu.

Cieszyć się!

Sałatka z grochu

składniki

8 plasterków Bekonu

1 opakowanie mrożonego groszku, rozmrożonego i odsączonego

½ szklanki posiekanego selera

½ szklanki posiekanej zielonej cebuli

2/3 szklanki kwaśnej śmietany

1 szklanka posiekanych nerkowców

Sól i pieprz do smaku

metoda

Umieść boczek na dużej patelni i smaż na średnim lub średnim ogniu, aż obie strony będą rumiane. Odsącz nadmiar oleju papierowym ręcznikiem i pokrusz boczek. Odłóż to na bok. Wymieszaj seler, groszek, szalotki i kwaśną śmietanę w średniej wielkości misce. Dobrze wymieszaj delikatną ręką.

Dodaj orzechy nerkowca i bekon do sałatki tuż przed podaniem.

Natychmiast podawaj.

Cieszyć się!

Sałatka z rzepy

składniki

¼ szklanki słodkiej czerwonej papryki, posiekanej

4 szklanki posiekanej obranej rzepy

¼ szklanki zielonej cebuli

¼ szklanki majonezu

1 łyżka stołowa. Ocet

2 łyżki stołowe. cukier

łyżeczka. Pieprz

łyżeczka. sól

metoda

Zdobądź miskę. Wymieszaj chili, cebulę i wymieszaj. Weź kolejną miskę do przygotowania dressingu. Wymieszaj majonez, ocet, cukier, sól i pieprz i dobrze wymieszaj. Wlać mieszaninę na warzywa i dobrze wymieszać. Weź rzepę do miski, dodaj tę mieszankę do rzepy i dobrze wymieszaj. Przechowywać warzywa w lodówce przez noc lub kilka godzin. Więcej marynaty będzie zawierało więcej smaku. Podawać na zimno.

Cieszyć się!

Sałatka Jabłko Awokado

składniki

1 opakowanie zieleniny dla dzieci

¼ szklanki czerwonej cebuli, posiekanej

½ szklanki posiekanych orzechów włoskich

1/3 szklanki pokruszonego niebieskiego sera

2 łyżeczki Skórka cytrynowa

1 jabłko, obrane, pozbawione gniazd nasiennych i pokrojone w plasterki

1 Awokado, obrane, pozbawione pestek i pokrojone w kostkę

4 mandarynki, wyciśnięte

½ cytryny, wyciśniętej

1 posiekany ząbek czosnku

2 łyżki stołowe. Oliwa z oliwek Sól do smaku

metoda

W misce wymieszaj warzywa, orzechy, czerwoną cebulę, niebieski ser i skórkę z cytryny. Dobrze wymieszaj mieszaninę. Energicznie zmiksuj sok z mandarynki, skórkę z cytryny, sok z cytryny, posiekany czosnek, oliwę z oliwek. Mieszankę dopraw solą. Polać sałatkę i wymieszać. Dodaj jabłko i awokado do miski i wymieszaj tuż przed podaniem sałatki.

Cieszyć się!

Sałatka Z Kukurydzy, Fasoli I Cebuli

składniki

1 puszka całej kukurydzy, umytej i odsączonej

1 puszka groszku, umytego i odsączonego

1 puszka zielonej fasoli, odsączonej

1 słoik Pimientos, odsączony

1 szklanka drobno posiekanego selera

1 cebula, drobno posiekana

1 zielona papryka, drobno posiekana

1 szklanka cukru

½ szklanki octu jabłkowego

½ szklanki oleju rzepakowego

1 łyżeczka. sól

½ łyżeczki Pieprz

metoda

Weź dużą salaterkę i połącz razem cebulę, zieloną paprykę i seler. Odłóż to na bok. Weź rondelek, wlej ocet, olej, cukier, sól i pieprz i zagotuj. Zdejmij z ognia i pozwól mieszaninie ostygnąć. Posyp zielenie i dobrze wymieszaj, aby równomiernie pokryć zielenie. Przechowywać w lodówce przez kilka godzin lub całą noc. Podawane na zimno.

Cieszyć się!

Włoska sałatka wegetariańska

składniki

1 puszka serc karczochów, odsączonych i poćwiartowanych

5 filiżanek sałaty rzymskiej, opłukanej, wysuszonej i posiekanej

1 Czerwona papryka pokrojona w paski

1 Marchewka1 Cienko pokrojona czerwona cebula

szklanka czarnych oliwek

szklanka zielonych oliwek

½ ogórka

2 łyżki stołowe. Tarty ser rzymski

1 łyżeczka. Posiekany świeży tymianek

½ szklanki oleju rzepakowego

1/3 szklanki octu estragonowego

1 łyżka stołowa. biały cukier

½ łyżeczki Musztarda w proszku

2 posiekane ząbki czosnku

metoda

Zdobądź średni pojemnik z ciasną pokrywką. Wlać olej rzepakowy, ocet, suszoną musztardę, cukier, tymianek i czosnek. Przykryj pojemnik i energicznie ubij, aby uzyskać gładką mieszankę. Przenieś mieszaninę do miski i umieść w niej serca karczochów. Wstawić do lodówki i pozostawić na noc do marynowania. Weź dużą miskę i połącz sałatę, marchewkę, czerwoną paprykę, czerwoną cebulę, oliwkę, ogórek i ser. Wstrząsnąć delikatnie. Doprawiamy solą i pieprzem. Wymieszaj z karczochami. Pozostaw do marynowania na cztery godziny. Podawać na zimno.

Cieszyć się!

Sałatka Makaronowa z Owocami Morza

składniki

1 opakowanie trójkolorowego makaronu

3 łodygi selera

1 funt imitacji mięsa kraba

1 szklanka mrożonego groszku

1 szklanka majonezu

½ łyżki. biały cukier

2 łyżki stołowe. biały ocet

3 łyżki. mleko

1 łyżeczka. sól

łyżeczka. Zmielony czarny pieprz

metoda

Zagotuj garnek z dużą ilością osolonej wody, dodaj makaron i gotuj przez 10 minut. Gdy makaron się zagotuje, dodaj groszek i mięso kraba. W dużej misce wymieszaj pozostałe wymienione składniki i odstaw na jakiś czas. Połącz groszek, mięso kraba i makaron. Natychmiast podawaj.

Cieszyć się!

Sałatka z grillowanych warzyw

składniki

1 funt świeżo pokrojonych szparagów

2 cukinie, przekrojone wzdłuż na pół i przycięte na końcu

2 żółte cukinie

1 duża czerwona cebula pokrojona w plasterki

2 czerwone papryki, przekrojone na pół i pozbawione pestek.

½ szklanki oliwy z oliwek extra virgin

szklanka octu z czerwonego wina

1 łyżka stołowa. musztarda Dijon

1 posiekany ząbek czosnku

Sól i mielony czarny pieprz do smaku

metoda

Podgrzej i grilluj warzywa przez 15 minut, a następnie zdejmij warzywa z grilla i pokrój je na małe kawałki. Dodaj pozostałe składniki i wymieszaj sałatkę tak, aby wszystkie przyprawy dobrze się połączyły. Natychmiast podawaj.

Cieszyć się!

Pyszna letnia sałatka z kukurydzy

składniki

6 obranych i całkowicie oczyszczonych kłosów kukurydzy

3 duże pomidory pokrojone na kawałki

1 duża posiekana cebula

¼ szklanki posiekanej świeżej bazylii

szklanka oliwy z oliwek

2 łyżki stołowe. biały ocet

Sól i pieprz

metoda

Weź duży rondel, wlej wodę i sól i zagotuj. Ugotuj kukurydzę we wrzącej wodzie, a następnie dodaj wszystkie wymienione składniki. Mieszankę dobrze wymieszać i wstawić do lodówki. Podawać na zimno.

Cieszyć się!!

Chrupiąca Sałatka Grochowa Z Karmelem

składniki

8 plasterków boczku

1 opakowanie mrożonego suszonego groszku

½ szklanki posiekanego selera

½ szklanki posiekanej zielonej cebuli

2/3 szklanki kwaśnej śmietany

1 szklanka posiekanych nerkowców

Sól i pieprz według własnych upodobań

metoda

Smaż boczek na patelni na średnim ogniu, aż się zrumieni. Wymieszaj pozostałe składniki w misce, z wyjątkiem orzechów nerkowca. Na koniec dodaj bekon i orzechy nerkowca na miksturę. Dobrze wymieszaj i natychmiast podawaj.

Cieszyć się!

Magiczna sałatka z czarnej fasoli

składniki

1 puszka czarnej fasoli, opłukanej i odsączonej

2 puszki suszonej mąki kukurydzianej

8 posiekanych zielonych cebulek

2 papryczki jalapeno pozbawione pestek i posiekane

1 posiekana zielona papryka

1 awokado obrane, pozbawione pestek i pokrojone w kostkę.

1 słoik papryki pi

3 pomidory pozbawione pestek i pokrojone na kawałki

1 szklanka posiekanej świeżej kolendry

1 wyciśnięta limonka

½ szklanki włoskiego sosu do sałatek

½ łyżeczki przyprawiona sól czosnkowa

metoda

Weź dużą miskę i umieść w niej wszystkie składniki. Dobrze wymieszaj, aby dobrze się połączyły. Natychmiast podawaj.

Cieszyć się!

Bardzo dobra sałatka grecka

składniki

3 duże dojrzałe pomidory pokrojone na kawałki

2 ogórki obrane i pokrojone

1 mała czerwona cebula posiekana

szklanka oliwy z oliwek

4 łyżeczki sok cytrynowy

½ łyżeczki suszone oregano

Sól i pieprz do smaku

1 szklanka pokruszonego sera feta

6 czarnych oliwek greckich, bez pestek i pokrojonych w plasterki

metoda

Weź średniej wielkości miskę i bardzo dobrze wymieszaj pomidory, ogórek i cebulę i pozostaw mieszaninę na pięć minut. Mieszankę skropić oliwą, sokiem z cytryny, oregano, solą, pieprzem, fetą i oliwkami. Wyjąć z piekarnika i natychmiast podawać.

Cieszyć się!!

Niesamowita tajska sałatka z ogórków

składniki

3 duże obrane ogórki, które należy pokroić w plastry o grubości ¼ cala i usunąć nasiona

1 łyżka stołowa. sól

½ szklanki białego cukru

½ szklanki octu z wina ryżowego

2 posiekane papryczki jalapeño

¼ szklanki posiekanej kolendry

½ szklanki mielonych orzeszków ziemnych

metoda

Połącz wszystkie składniki w dużej misce i dobrze wymieszaj. Dopraw do smaku i podawaj na zimno.

Cieszyć się!

Wysokobiałkowa sałatka z pomidorami i bazylią

składniki

4 duże dojrzałe pokrojone pomidory

1 funt świeżego sera mozzarella w plasterkach

1/3 szklanki świeżej bazylii

3 łyżki. Oliwa z oliwek z pierwszego tłoczenia

Drobnomielona sól morska

Świeżo mielony czarny pieprz

metoda

Na talerzu ułożyć naprzemiennie plastry pomidora i mozzarelli. Na koniec skropić odrobiną oliwy z oliwek, drobno posiekaną solą morską i pieprzem. Podawać schłodzone, doprawione listkami bazylii.

Cieszyć się!

Szybka sałatka z awokado i ogórkiem

składniki

2 średnie ogórki pokrojone w kostkę

2 kostki awokado

4 łyżki. posiekana świeża kolendra

1 posiekany ząbek czosnku

2 łyżki stołowe. posiekana zielona cebula

łyżeczka. sól

czarny pieprz

duża cytryna

1 limonka

metoda

Weź ogórki, awokado i kolendrę i dobrze je wymieszaj. Na koniec dodać pieprz, cytrynę, limonkę, cebulę i czosnek. Rzuć dobrze. Natychmiast podawaj.

Cieszyć się!

Sałatka z kaszy jęczmiennej z pomidorami i fetą

składniki

1 szklanka surowego makaronu orzo

szklanka zielonych oliwek bez pestek

1 szklanka fety pokrojonej w kostkę

3 łyżki. Siekany świeży presley

1 posiekany dojrzały pomidor

szklanka oliwy z oliwek z pierwszego tłoczenia

szklanka soku z cytryny

Sól i pieprz

metoda

Ugotować kaszę jęczmienną zgodnie z zaleceniami producenta. Weź miskę i bardzo dobrze wymieszaj jęczmień, oliwki, pietruszkę, koperek i pomidor. Na koniec posolić i pieprzyć, a na wierzch dodać fetę. Natychmiast podawaj.

Cieszyć się!

Angielska sałatka z ogórka i pomidorów

składniki

8 pomidorów rzymskich lub daktylowych

1 ogórek angielski, obrany i pokrojony w kostkę

1 szklanka Jicamy, obranej i drobno posiekanej

1 mała żółta papryka

½ szklanki czerwonej cebuli, pokrojonej w kostkę

3 łyżki. Sok cytrynowy

3 łyżki. Oliwa z oliwek z pierwszego tłoczenia

1 łyżka stołowa. Suszona pietruszka

1-2 szczypty pieprzu

metoda

Połącz pomidory, paprykę, ogórek, jicama i czerwoną cebulę w misce. Rzucaj dobrze. Wlać oliwę z oliwek, sok z cytryny i posmarować mieszanką. Posypać natką pietruszki i wymieszać. Doprawiamy solą i pieprzem. Podawać od razu lub na zimno.

Cieszyć się!

Sałatka Bakłażanowa Babci

składniki

1 bakłażan

4 pomidory, pokrojone w kostkę

3 jajka, ugotowane na twardo, pokrojone w kostkę

1 cebula, drobno posiekana

½ szklanki francuskiego sosu do sałatek

½ łyżeczki Pieprz

Sól do przypraw, opcjonalnie

metoda

Umyj bakłażany i przekrój je wzdłuż na pół. Weź blachę do pieczenia i posmaruj ją oliwą z oliwek. Ułóż bakłażany przecięciem do dołu w natłuszczonym naczyniu do zapiekania. Piec przez 30-40 minut w temperaturze 350 stopni F. Wyjąć i ostudzić. Obierz bakłażany. Pokrój je w małe kostki. Weź dużą miskę i przenieś do niej bakłażany. Dodaj cebulę, pomidory, jajko, przyprawy, pieprz i sól. Rzucaj dobrze. Zamrozić co najmniej 1 godzinę w lodówce i podawać.

Cieszyć się!

Sałatka z marchwi, bekonu i brokułów

składniki

2 główki świeże brokuły, posiekane

½ funta boczku

1 pęczek zielonej cebuli, posiekanej

½ szklanki posiekanej marchwi

½ szklanki rodzynek, opcjonalnie

1 szklanka majonezu

½ szklanki destylowanego białego octu

1-2 szczypta pieprzu

Sól dla smaku

metoda

Smaż bekon na dużej, głębokiej patelni na średnim ogniu, aż się zrumieni. Odsączyć i pokruszyć. Połącz brokuły, zieloną cebulę, marchewkę i boczek w dużej misce. Dodaj sól i pieprz. Rzuć poprawnie. Weź mały pojemnik lub miskę i umieść majonez i ocet i ubij. Sos przełożyć do mieszanki warzywnej. Warzywa przyprawiamy delikatną ręką. Przechowywać w lodówce przez co najmniej 1 godzinę i podawać.

Cieszyć się!

Sałatka z ogórków i pomidorów ze śmietaną

składniki

3-4 Ogórki, obrane i pokrojone w plasterki

2 liście sałaty, do dekoracji, opcjonalnie

5-7 plasterków pomidorów,

1 Cebula, cienko pokrojona w krążki

1 łyżka stołowa. Siekany szczypiorek

½ szklanki kwaśnej śmietany

2 łyżki stołowe. biały ocet

½ łyżeczki nasiona kopru

łyżeczka. Pieprz

Szczypta cukru

1 łyżeczka. sól

metoda

Włóż plasterki ogórka do miski i posyp solą. Marynować przez 3-4 godziny w lodówce. Ogórek wyjąć i umyć. Odcedź cały płyn i przelej do dużej salaterki. Dodać cebulę i odstawić. Weź małą miskę i połącz ocet, śmietanę, szczypiorek, nasiona kopru, pieprz i cukier. Ubij miksturę i wlej ją do mieszanki ogórków. Wstrząsnąć delikatnie. Ułóż danie dobrze z sałatą i pomidorem. Natychmiast podawaj.

Cieszyć się!

Sałatka Pomidorowa Tortellini

składniki

1 funt makaronu tortellini

3 obrane pomidory przekrojone na pół

3 uncje Twardego salami, pokrojonego w kostkę

2/3 szklanki pokrojonego selera

¼ szklanki pokrojonych czarnych oliwek

½ szklanki czerwonej papryki

1 łyżka stołowa. Czerwona cebula, pokrojona w kostkę

1 łyżka stołowa. koncentrat pomidorowy

1 posiekany ząbek czosnku

3 łyżki. czerwony ocet winny

3 łyżki. Ocet balsamiczny

2 łyżeczki musztarda Dijon

1 łyżeczka. Miód

1/3 szklanki oliwy z oliwek

1/3 szklanki oleju roślinnego

¾ szklanki startej provoli

¼ szklanki posiekanej świeżej pietruszki

1 łyżeczka. Posiekany świeży rozmaryn

1 łyżka stołowa. Sok cytrynowy

Pieprz i sól do smaku

metoda

Ugotuj makaron zgodnie z instrukcją na opakowaniu. Zalewamy zimną wodą i odcedzamy. Odłóż to na bok. Używając brojlera, gotuj pomidory, aż skórka będzie częściowo sczerniała. Teraz zmiksuj pomidora w blenderze. Dodać przecier pomidorowy, ocet, czosnek, miód i musztardę i ponownie zmiksować. Stopniowo dodawaj oliwę z oliwek i olej roślinny i mieszaj, aż będzie gładka. Dodaj sól i pieprz. Połącz makaron ze wszystkimi warzywami, ziołami, salami i sokiem z cytryny w misce. Wlać dressing i dobrze wymieszać. Podawać.

Cieszyć się!

Brokuły i Boczek W Sosie Majonezowym

składniki

1 pęczek brokułów, podzielonych na różyczki

½ małej czerwonej cebuli, drobno posiekanej

1 szklanka startej mozzarelli

8 pasków boczku, ugotowanego i pokruszonego

½ szklanki majonezu

1 łyżka stołowa. Ocet z białego wina

szklanka cukru

metoda

Umieść brokuły, ugotowany bekon, cebulę i ser w dużej misce sałatkowej. Mieszaj delikatną ręką. Przykryć i odstawić. Wymieszaj majonez, ocet i cukier w małym pojemniku. Cały czas ubijaj, aż cukier się rozpuści i utworzy gładką masę. Wlać dressing na mieszankę brokułów i równomiernie pokryć. Natychmiast podawaj.

Cieszyć się!

Sałatka Z Kurczaka Z Kremem Ogórkowym

składniki

2 puszki Kawałki kurczaka, odsączone z soku

1 szklanka bezpestkowych zielonych winogron, przekrojonych na pół

½ szklanki posiekanych orzechów pekan lub migdałów

½ szklanki posiekanego selera

1 puszka mandarynek, odsączonych

¾ szklanki kremowego sosu do sałatek z ogórków

metoda

Weź dużą głęboką miskę sałatkową. Przełóż kurczaka, seler, winogrona, pomarańcze i orzechy pekan lub wybrane migdały. Wstrząsnąć delikatnie. Dodaj sos sałatkowy z ogórka. Mieszankę kurczaka i warzyw równomiernie posmarować kremowym dressingiem. Natychmiast podawaj.

Cieszyć się!

Warzywa z sosem chrzanowym

składniki

¾ szklanki różyczek kalafiora

szklanka ogórka

¼ szklanki posiekanego pomidora z pestkami

2 łyżki stołowe. Pokrojone rzodkiewki

1 łyżka stołowa. Pokrojona zielona cebula

2 łyżki stołowe. Seler pokrojony w kostkę

¼ szklanki pokrojonego w kostkę amerykańskiego sera

Do przypraw:

2 łyżki stołowe. majonez

1-2 łyżki. cukier

1 łyżka stołowa. Chrzan gotowy

1/8 łyżeczki Pieprz

łyżeczka. sól

metoda

Wymieszaj kalafior, ogórek, pomidor, seler, rzodkiewkę, zieloną cebulę i ser w dużej misce. Odłóż to na bok. Zdobądź małą miskę. Majonez, cukier, chrzan mieszamy, aż cukier się rozpuści i powstanie jednolita masa. Sosem polać warzywa i dobrze wymieszać. Przechowywać w lodówce przez 1-2 godziny. Podawać na zimno.

Cieszyć się!

Sałatka ze słodkiego groszku i makaronu

składniki

1 szklanka makaronu

2 szklanki mrożonego groszku

3 jajka

3 zielone cebule, posiekane

2 łodygi selera, posiekane

¼ szklanki sosu do sałatek Ranch

1 łyżeczka. biały cukier

2 łyżeczki Ocet z białego wina

2 słodkie ogórki

1 szklanka startego sera cheddar

¼ świeżo zmielonego czarnego pieprzu

metoda

Ugotuj makaron we wrzącej wodzie. Dodaj do niego szczyptę soli. Po zakończeniu przepłucz zimną wodą i odsącz. Weź garnek i napełnij go zimną wodą. Dodać jajka i doprowadzić do wrzenia. Zdjąć z ognia i przykryć. Pozostaw jajka w ciepłej wodzie na 10-15 minut. Wyjmij jajka z ciepłej wody i pozostaw do ostygnięcia. Obierz ze skórki i posiekaj. Weź małą miskę i połącz sos sałatkowy, ocet i cukier. Dobrze wymieszaj i dopraw solą i świeżo zmielonym czarnym pieprzem. Połącz makaron, jajka, warzywa i ser. Wlać dressing i wymieszać. Podawać na zimno.

Cieszyć się!

Sałatka z kolorową papryką

składniki

1 Zielona papryka pokrojona w paski julienne

1 Słodka żółta papryka pokrojona w paski julienne

1 Słodka czerwona papryka pokrojona w paski julienne

1 fioletowa papryka, pokrojona w julienne

1 czerwona cebula pokrojona w paski julienne

1/3 szklanki octu

szklanka oleju rzepakowego

1 łyżka stołowa. cukier

1 łyżka stołowa. Posiekana świeża bazylia

łyżeczka. sól

Szczypta pieprzu

metoda

Weź dużą miskę i połącz wszystkie papryki i dobrze wymieszaj. Dodaj cebulę i ponownie wymieszaj. Weź kolejną miskę i dodaj pozostałe składniki i energicznie wymieszaj mieszaninę. Wlać dressing na mieszankę papryki i cebuli. Dobrze wymieszaj, aby pokryć warzywa. Przykryj mieszaninę i wstaw do lodówki na noc. Podawać na zimno.

Cieszyć się!

Sałatka z kurczakiem, suszonymi pomidorami i orzeszkami pinii z serem

składniki

1 bochenek włoskiego chleba, pokrojony w kostkę

8 pasków grillowanego grillowanego kurczaka

½ szklanki orzeszków piniowych

1 szklanka suszonych pomidorów

4 zielone cebule pokrojone w 1/2-calowe kawałki

2 paczki mixu sałat

3 łyżki. Oliwa z oliwek z pierwszego tłoczenia

½ łyżeczki sól

½ łyżeczki Świeżo mielony czarny pieprz

1 łyżeczka. Czosnek w proszku

8 uncji sera feta, pokruszonego

1 szklanka winegretu balsamicznego

metoda

Wymieszaj włoski chleb i oliwę z oliwek. Doprawiamy solą, czosnkiem w proszku i solą. Umieść mieszaninę w jednej warstwie w natłuszczonej blasze do pieczenia o wymiarach 9 x 13 cali. Umieść go na rozgrzanym grillu i smaż, aż się zarumieni i zarumieni. Wyjąć z piekarnika i pozostawić do ostygnięcia. Wyłóż orzeszki piniowe na blasze do pieczenia i umieść je na dolnym ruszcie pieca brojlerów i ostrożnie opiekaj. W małej misce weź gorącą wodę i zanurz suszone pomidory do miękkości. Pokrój pomidory. W salaterce wymieszaj wszystkie zielone warzywa; dodać pomidory, orzeszki pinii, grzanki, grillowanego kurczaka, winegret i ser. Rzucaj dobrze. Podawać.

Cieszyć się!

Sałatka z mozzarellą i pomidorami

składniki

¼ szklanki octu z czerwonego wina

1 posiekany ząbek czosnku

2/3 szklanki oliwy z oliwek Oliwki

1 litr przekrojonych na pół pomidorków koktajlowych

1 1/2 szklanki częściowo odtłuszczonych kostek mozzarelli

¼ szklanki posiekanej cebuli

3 łyżki. Posiekana świeża bazylia

pieprz do smaku

½ łyżeczki sól

metoda

Zdobądź małą miskę. Dodaj ocet, posiekany czosnek, sól i pieprz i mieszaj, aż sól się rozpuści. Dodaj olej i ubij miksturę, aż będzie gładka. W dużej misce dodaj pomidory, ser, cebulę, bazylię i delikatnie wymieszaj. Dodać dressing i dobrze wymieszać. Miskę przykryć i wstawić do lodówki na 1 do 2 godzin. Mieszaj od czasu do czasu. Podawać na zimno.

Cieszyć się!

Pikantna sałatka z cukinii

składniki

1 ½ łyżki. ziarenka sezamu

¼ szklanki bulionu z kurczaka

3 łyżki. pasta miso

2 łyżki stołowe. Sos sojowy

1 łyżka stołowa. Ocet ryżowy

1 łyżka stołowa. Sok limonkowy

½ łyżeczki Tajski sos chilli

2 łyżeczki brązowy cukier

½ szklanki posiekanej zielonej cebuli

¼ szklanki posiekanej kolendry

6 cukinii, julienne

2 arkusze Nori pokroić w cienkie plasterki

2 łyżki stołowe. płatki migdałowe

metoda

Umieść ziarna sezamu na patelni i postaw na średnim ogniu. Gotuj przez 5 minut. Ciągle mieszaj. Lekko tosty. Połącz bulion z kurczaka, sos sojowy, pastę miso, ocet ryżowy, sok z limonki, brązowy cukier, sos chili, zieloną cebulę i kolendrę w misce i wymieszaj. W dużej misce sałatkowej wymieszaj cukinię i sos, aby równomiernie je ubrać. Udekoruj cukinię prażonym sezamem, migdałami i nori. Natychmiast podawaj.

Cieszyć się!

Sałatka z pomidorów i szparagów

składniki

1 funt świeżych szparagów, pokrojonych na 1-calowe kawałki

4 pomidory, pokrojone w ósemki

3 szklanki świeżych grzybów, pokrojonych w plasterki

1 Zielona papryka pokrojona w paski julienne

¼ szklanki oleju roślinnego

2 łyżki stołowe. Ocet jabłkowy

1 posiekany ząbek czosnku

1 łyżeczka. Suszone liście bylicy

łyżeczka. Sos chili

łyżeczka. sól

łyżeczka. Pieprz

metoda

Na patelni weź niewielką ilość wody i gotuj szparagi, aż będą chrupiące i miękkie, około 4 do 5 minut. Odcedź i odłóż na bok. W dużej salaterce połącz grzyby z pomidorami i zielonym pieprzem. Połącz pozostałe pozostałe składniki w innej misce. Mieszankę warzyw łączymy z sosem. Dobrze wymieszaj, przykryj i wstaw do lodówki na 2 do 3 godzin. Podawać.

Cieszyć się!

Sałatka z ogórka z miętą, cebulą i pomidorem

składniki

2 ogórki, przekrojone wzdłuż na pół, pozbawione pestek i pokrojone w plasterki

2/3 szklanki grubo posiekanej czerwonej cebuli

3 pomidory, pozbawione pestek i grubo posiekane

½ szklanki posiekanych listków świeżej mięty

1/3 szklanki octu z czerwonego wina

1 łyżka stołowa. bezkaloryczny granulowany słodzik

1 łyżeczka. sól

3 łyżki. Oliwa z oliwek

Szczypta pieprzu

Sól dla smaku

metoda

Połącz ogórki, granulowany słodzik, ocet i sól w dużej misce. Niech się nasiąknie. Należy pozostawić w temperaturze pokojowej na co najmniej 1 godzinę do marynowania. Od czasu do czasu mieszaj miksturę. Połóż pomidory, cebulę, posiekaną świeżą miętę. Rzucaj dobrze. Dodaj olej do mieszanki ogórków. Wrzucić do równomiernego pokrycia. Dodaj sól i pieprz do smaku. Podawać na zimno.

Cieszyć się!

Adas Salatas

(turecka sałatka z soczewicy)

Składniki:

2 szklanki soczewicy, oczyszczonej

4 szklanki wody

szklanka oliwy z oliwek

1 cebula, pokrojona w plasterki

2-3 ząbki czosnku, pokrojone w plasterki

2 łyżeczki kminek w proszku

1-2 cytryny, tylko sok

1 pęczek pietruszki, pokrojonej

Posolić i zwiększyć do smaku

2 pomidory, pokrojone w ósemki (opcjonalnie)

2 jajka, ugotowane na twardo i pokrojone w kliny (opcjonalnie)

Czarne oliwki, opcjonalnie

¼ szklanki mleka feta, opcjonalnie, pokruszonego lub pokrojonego

metoda

Dodaj fasolę i wodę do dużego garnka i gotuj na średnim ogniu. Zmniejsz ogień, zabezpiecz i gotuj, aż będą gotowe. Nie rozgotowuj. Odcedź i przepłucz zimną wodą. Rozgrzej oliwę z oliwek na patelni na średnim ogniu. Dodaj czerwoną cebulę i smaż, aż będzie przezroczysta. Dodaj ząbki czosnku i kminek i smaż przez kolejne 1 do 2 minut. Umieść fasolę na dużym talerzu i dodaj czerwoną cebulę, pomidory i jajko. Połącz sok z cytryny, pietruszkę, boost i sól. Podawaj świeże posypane serem.

Cieszyć się!

Ajvar

Składniki:

3 średnie bakłażany, przekrojone na pół, wzdłuż

6-8 słodkich czerwonych papryczek

½ szklanki oliwy z oliwek

3 łyżki. Świeżo załadowany, czysty, załadowany ocet lub sok pomarańczowy

2-3 ząbki czosnku, pokrojone w plasterki

Posolić i zwiększyć do smaku

metoda

Rozgrzej piekarnik do 475 stopni F. Umieść bakłażany przeciętą stroną do dołu na dokładnie naoliwionej blasze do pieczenia i piecz, aż style będą sczerniałe, a bakłażany będą gotowe, około 20 minut. Przełóż na duży talerz i gotuj pod przykryciem przez kilka minut. Umieść słodką paprykę na blasze do pieczenia i piecz, obracając, aż skórka będzie sczerniała, a papryka będzie miękka, około 20 minut dłużej. Przełóż na inny talerz i gotuj przez kilka minut pod przykryciem. Po ostygnięciu oczyszczonych warzyw wyjmij miąższ z bakłażana do dużego talerza lub miksera, odrzucając resztę części. Pokrój słodką paprykę i dodaj do bakłażanów. Za pomocą tłuczka do ziemniaków rozgnieć bakłażana i słodką paprykę na gładką masę, ale nadal trochę obrzydliwe. Jeśli używasz miksera, zamiast tego ubij kombinację do pożądanej tekstury.

Cieszyć się!

Sałatka Bakdoonsiyyeh

Składniki:

2 pęczki włoskiej pietruszki, pokrojonej w plasterki

Puchar Tahini

¼ szklanki soku z cytryny

Sól dla smaku

wodospad

metoda

Wymieszaj tahini, wyszoruj świeży sok pomarańczowy i sól w misce, aż będzie gładka. Dodaj łyżkę. lub dwie wody w ilości wystarczającej do przygotowania gęstego dressingu. Doprawić do smaku. Dodać posiekaną natkę pietruszki i wymieszać. Natychmiast podawaj.

Cieszyć się!

Sałatka Rellena

Składniki:

2 funty Seler żółty, Yukon Gold

½ szklanki oleju

¼ szklanki świeżo załadowanego soku z limonki lub pomarańczy

2-3 miejsca chili amarillo, opcjonalnie

Posolić i zwiększyć do smaku

2 szklanki farszu

2-3 Jajko na twardo, pokrojone

6-8 czarnych oliwek bez pestek

Metoda:

Włóż seler do garnka z dużą ilością osolonej wody. Podgrzej do wrzenia i gotuj seler, aż będzie miękki i zestalony. Trzymaj się z boku. Przetrzyj seler na puree przez tłuczek do ziemniaków lub tłuczkiem do ziemniaków, aż będzie gładki. Wymieszaj olej, zwiększ (jeśli używasz), minerał wapnia lub czysty świeży sok pomarańczowy i sól do smaku. Wyłóż blachę do lasagne. Rozłóż 50% selera na dnie talerza i wyrównaj. W podobny sposób rozprowadź swoje ulubione nadzienie na selerze. W ten sam sposób rozłóż pozostały seler na nadzieniu. Umieść talerz ofiarny do góry dnem na talerzu causa. Używając obu rąk, odwróć talerz na talerzu, upuszczając przyczynę na talerz. Udekoruj przyczynę jajkiem na twardo i oliwkami oraz, jeśli chcesz, przyprawą.

Cieszyć się!

Sałatka curtido

Składniki:

½ główki kapusty

1 Marchewka, obrana i starta

1 szklanka fasoli

4 szklanki wrzącej wody

3 pokrojone cebule dymki

½ szklanki białego octu jabłkowego

½ szklanki wody

1 papryczka jalapeno lub serrano boost

½ łyżeczki sól

metoda

Ułóż warzywa i fasolę w dużym naczyniu żaroodpornym. Dodaj wodę gazowaną do naczynia, aby przykryła warzywa i fasolę i odstaw na około 5 minut. Odcedź na durszlaku, wyciskając jak najwięcej płynu. Warzywa i fasolę przekładamy z powrotem na talerz i mieszamy z resztą składników. Odstawiamy do stężenia na kilka godzin do lodówki. Podawać na zimno.

Cieszyć się!

Sałatka Gado Gado

składniki

1 szklanka zielonej fasoli, ugotowanej

2 marchewki, obrane i pokrojone w plasterki

1 szklanka zielonej fasoli, pokrojonej na 2-calowe długości, gotowanej na parze

2 Ziemniaki, obrane, ugotowane i pokrojone w plastry

2 szklanki sałaty rzymskiej

1 Ogórki, obrane, pokrojone w krążki

2-3 pomidory, pokrojone w ósemki

2-3 jajka ugotowane na twardo, pokrojone w ósemki

10-12 Krupuk, krakersy krewetkowe

sos orzechowy

metoda

Połącz wszystkie składniki oprócz sałaty rzymskiej i dobrze wymieszaj.

Podawaj sałatkę na łóżku z sałaty rzymskiej.

Cieszyć się!

Hobak Namulu

składniki

3 Hobak lub dynia z cukinii pokrojona w półksiężyce

2-3 ząbki czosnku, posiekane

1 łyżeczka. cukier

sól

3 łyżki. Marynata sojowa

2 łyżki stołowe. Olej z prażonego sezamu

metoda

Doprowadź garnek wody do gotowania na parze na średnim ogniu. Dodaj kruszonkę i gotuj przez około 1 minutę. Odcedź i przepłucz zimną wodą. Odcedź ponownie. Połącz wszystkie składniki i dobrze wymieszaj. Podawać na gorąco z wyborem japońskich dodatków i daniem głównym.

Cieszyć się!

Sałatka Horiatiki

składniki

3-4 pomidory pozbawione pestek i posiekane

1 Ogórek, obrany, pozbawiony pestek i posiekany

1 czerwona cebula, pokrojona w plasterki

½ szklanki oliwek Kalamata

½ szklanki sera feta, posiekanego lub pokruszonego

½ szklanki oliwy z oliwek

szklanka octu jabłkowego

1-2 ząbki czosnku, posiekane

1 łyżeczka. Lebiodka

Sól i aromat do smaku

metoda

Połącz świeże warzywa, oliwki i produkty mleczne w dużym, niereaktywnym naczyniu. W innym naczyniu wymieszaj oliwę z oliwek, ocet jabłkowy, ząbki czosnku, oregano, przyprawy i sól. Wlać dressing do naczynia ze świeżymi warzywami i wymieszać. Odstawić do marynowania na pół godziny i podawać gorące.

Cieszyć się!

Sałatka z kurczakiem waldorfskim

Składniki:

Sól i pieprz

4,6 do 8 uncji piersi drobiowych bez kości i skóry, nie większe niż 1 cal, ciężkie, przycięte

½ szklanki majonezu

2 łyżki stołowe. sok cytrynowy

1 łyżeczka. musztarda Dijon

½ łyżeczki mielone nasiona kopru włoskiego

2 żeberka selera, posiekane

1 szalotka, posiekana

1 Granny Smith obrane, pozbawione gniazd nasiennych, przekrojone na pół i pokrojone na 1-calowe kawałki

1/2 szklanki orzechów włoskich, posiekanych

1 łyżka stołowa. pokrojony świeży estragon

1 łyżeczka. pokrojony świeży tymianek

metoda

Rozpuścić 2 łyżki. sól w 6 szklankach zimnej wody w rondlu. Zanurz drób w wodzie. Podgrzej garnek nad gorącą wodą do temperatury 170 stopni Celsjusza. Wyłącz ogrzewanie i pozostaw na 15 minut. Przełóż drób z powrotem na talerz wyłożony ręcznikami papierowymi. Przechowywać w lodówce, aż drób będzie zimny, około pół godziny. Gdy drób ostygnie, wymieszaj majonez, sok z cytryny, musztardę, mielony koper włoski i ¼ łyżeczki. podnieść razem na dużym talerzu. Drób osusz gąbką i pokrój na półcentymetrowe kawałki. Umieść drób z powrotem w naczyniu z mieszanką majonezu. Dodaj płatki owsiane, szalotki, sok jabłkowy, orzechy włoskie, estragon i tymianek; wrzucić do wymieszania. Doprawić boosterem i posolić do smaku. Podawać.

Cieszyć się!

Sałatka Z Soczewicy Z Oliwkami I Fetą

Składniki:

1 szklanka fasoli, zebranej i opłukanej

Sól i pieprz

6 szklanek wody

2 szklanki bulionu drobiowego o niskiej zawartości sodu

5 ząbków czosnku, lekko rozgniecionych i obranych

1 liść laurowy

5 łyżek. Oliwa z oliwek z pierwszego tłoczenia

3 łyżki. Ocet z białego wina

½ szklanki grubo pokrojonych teksturowanych oliwek Kalamata

½ szklanki drobnych rezultatów świeże, posiekane

1 duża szalotka, posiekana

szklanka pokruszonej fety

metoda

Fasolę namoczyć w 4 szklankach gorącej wody z 1 łyżeczką. w nim soli. Dobrze odcedź. W rondlu połącz fasolę, pozostałą wodę, bulion, czosnek, liść laurowy i sól i gotuj, aż fasola zmięknie. Odcedź i wyrzuć czosnek i liście laurowe. W misce połączyć z resztą składników i dobrze wymieszać. Podawać udekorowane odrobiną fety.

Cieszyć się!

Tajska Grillowana Wołowina Sałatka

Składniki:

1 łyżeczka. papryka

1 łyżeczka. papryka przyprawić pieprzem

1 łyżka stołowa. biały ryż

3 łyżki. sok mineralny wapnia, 2 limonki

2 łyżki stołowe. sos rybny

2 łyżki stołowe. wodospad

½ łyżeczki cukier

1,1 1/2 funta mąki bocznej, posiekanej

Sól i biały booster, grubo zmielony

4 szalotki, cienko pokrojone

1 1/2 filiżanki świeże wyniki w, podarte

1 1/2 szklanki świeżych liści kolendry

1 tajskie chili, pozbawione łodygi i cienko pokrojone

1 bezpestkowy ogórek angielski, pokrojony w plastry o szerokości 1/4 cala, gruby na ukos

metoda

Grilluj posiłki z boków na dużym ogniu, aż będą ugotowane. Odłóż na bok, aby odpocząć. Pokroić na kawałki wielkości kęsa. W misce połącz wszystkie składniki i dobrze wymieszaj, aż się połączą. Natychmiast podawaj.

Cieszyć się!

Sałatka Amerykańska

składniki

1 mała główka czerwonej kapusty, poszatkowana

1 duża marchewka, starta

1 jabłko, wydrążone i posiekane

Sok co najmniej 50% Limonka

25 białych winogron bez pestek, pokrojonych w plasterki

1/2 szklanki orzechów włoskich, posiekanych

3/4 szklanki rodzynek, złote rodzynki wyglądają najlepiej, ale ja wolę zwykłe ze względu na smak

1/2 białej cebuli, posiekanej

4 łyżki. majonez

metoda

W podanej kolejności umieść wszystkie elementy na jednym dużym półmisku. Dobrze wymieszaj po dodaniu soku z limonki do całej zawartości.

Cieszyć się!